Kohlhammer

Jürgen Staedt, Yehonala Gudlowski, Marta Hauser

# Schlafstörungen im Alter

Rat und Hilfe für Betroffene und Angehörige

Verlag W. Kohlhammer

1. Auflage 2009


Gesamtherstellung:
W. Kohlhammer Druckerei GmbH + Co. KG, Stuttgart
Printed in Germany

ISBN 978-3-17-20384-6

# Inhaltsverzeichnis

# Begriffserklärungen

| | |
|---|---|
| Albträume | lebendige, sehr belastende Träume |
| CPAP-Therapie | kontinuierliche Maskendruckbeatmung im Schlaf |
| Elektroenzephalogramm | Aufzeichnen der Hirnstromkurven (EEG) |
| Elektrokardiogramm | Aufzeichnung der Herzaktivität (EKG) |
| Elektrookulogramm | Aufzeichnen der Augenbewegungen (EOG) |
| Elektromyogramm | Aufzeichnen der Muskelspannung (EMG) |
| Hertz | Schwingungen pro Sekunde (Hz) |
| Hypersomnie | Tagesmüdigkeit bei subjektiv ungestörtem Schlaf |
| Insomnie | Ein- und Durchschlafstörungen |
| Lux | Maß für die Helligkeit von Licht (lx) |
| NONREM-Schlaf | NON Rapid Eye Movement Schlaf (NONREM-SCHLAF) |
| Parasomnie | »para« = während und »somnia« = Schlaf |
| Pavor Nocturnus | Hochschrecken aus dem Schlaf |
| Rapid Eye Movement Schlaf | Schlaf mit Augenbewegungen (REM-Schlaf) |
| REM-Schlaf-Verhaltensstörung | Ausleben von Träumen im Schlaf |
| Restless-Legs-Syndrom | Syndrom der unruhigen Beine (RLS) |
| Schalldruckpegel | Lautstärkemaß (dB (A)) |
| Schlaf-Apnoe-Syndrom | Atemaussetzer im Schlaf (SAS) |
| Schlafeffizienz | Schlafzeit/im Bett verbrachte Zeit x 100% |
| Schlafhygiene | Regeln, die den Schlaf »pflegen« und »reinhalten« |
| Somnambulismus | Schlafwandeln |
| Sundowning | Unruhe-Zustände in der Dämmerung |

| | |
|---|---|
| ultradian | »ultra« ~ kürzer und »dies« = Tag → kürzer als ein Tag |
| zirkadian | »circa« = ungefähr und »dies« = Tag → ungefähr ein Tag |

# Vorwort

Rechnet man die Stunden zusammen, die wir im Laufe unseres Lebens schlafen, so kann man sagen, dass wir etwa ein Drittel unseres Lebens im Schlaf verbringen. Meistens ist der Schlaf für uns so selbstverständlich, dass wir ihn trotz der vielen im Schlaf verbrachten Stunden kaum bewusst registrieren. Erst wenn wir keinen Schlaf mehr finden können und uns nachts unruhig hin- und her wälzen, werden wir uns unseres Schlafes und seiner enormen Bedeutung bewusst. Menschen mit Schlafstörungen wünschen sich nichts sehnlicher, als wieder gut schlafen zu können, aber genau dieses starke Verlangen erschwert oft den Weg zurück zum erholsamen Schlaf. Daraus ergeben sich Fragen. Verhalte ich mich falsch? Oder ist es normal, dass man im Alter wirklich weniger bzw. schlechter schläft? Soll ich Medikamente nehmen? Was kann ich tun, damit ich wieder besser schlafen kann? Abgesehen von diesen wichtigen, häufig gestellten Fragen ist auch die Bewältigung des Alltags insbesondere für ältere Menschen mit Schlafstörungen sehr quälend. Sie fühlen sich durch die ständige Schlaflosigkeit abgeschlagen und versuchen dann durch kleine Nickerchen trotzdem einigermaßen aktiv durch den Tag zu kommen. Aber gerade durch dieses Verhalten kann sich die Schlafstörung möglicherweise sogar noch verfestigen. Der vorliegende Ratgeber soll Ihnen schlafmedizinische Erkenntnisse anschaulich machen. Wir hoffen, dass Sie durch die Lektüre dieses Buches Hilfe, Anregungen und Informationen erhalten, die Ihnen im Umgang mit Ihrer Schlaflosigkeit helfen oder aber auch von Ihnen betreuten älteren Menschen mit Schlafstörungen zu Gute kommen. Abschließend hoffen wir, mit diesem neuen Band aus dem Kohlhammer Verlag älteren Menschen, die unter Schlaflosigkeit leiden, etwas Hilfestellung geben zu können.

Berlin, Juli 2008

Jürgen Staedt, Yehonala Gudlowski, Marta Hauser

# Einführung

Wie und wie gut wir schlafen ist im Verlaufe unseres Lebens einem stetigen Wandel unterworfen. Bestimmte Veränderung mit zunehmendem Lebensalter sind normal und gehen ohne wesentliche Beschwerden oder Einbußen der Lebensqualität vonstatten. So treten mit dem höheren Alter vor allem Veränderungen des Tag-Nacht-Rhythmus (auch als zirkadiane Rhythmik bezeichnet) auf.

Im Wesentlichen verschiebt sich dieser Rhythmus im Alter nach vorn, was bedeutet, dass ältere Menschen oft zu zeitig zu Bett gehen und entsprechend früher in den Morgenstunden aufwachen. Auch verkürzt sich die Gesamtschlafdauer im Alter, da ältere Menschen häufig bis zu einer Stunde am Tag Nickerchen machen. Dies sind jedoch im gewissen Rahmen natürliche Veränderungen, da sich z. B. auch der Tiefpunkt der Körpertemperaturkurve (niedrigste Körpertemperatur ca. 3.00 Uhr morgens) ebenfalls vorverlagert. Verstärker dieser Rhythmusveränderungen im Alter sind häufig mit der Berentung einhergehende Veränderungen des Lebensrhythmus mit weniger Aktivität und sozialen Kontakten. Anders verhält es sich hingegen mit schwerwiegenden Schlafstörungen, die durch altersbedingte körperliche wie seelische Beschwerden hervorgerufen werden. Dies betrifft besonders Störungen des Einschlafens und häufiges und langandauerndes nächtliches Aufwachen (beides wird mit dem Begriff »Insomnie« beschrieben). Untersuchungen deuten daraufhin, dass fast jeder zweite im Alter von 65 Jahren und älter unter Einschlaf- und Durchschlafschwierigkeiten leidet, wobei Frauen in der Regel häufiger als Männer betroffen sind (siehe auch Kapitel 5 Wechseljahre). Nächtliches Erwachen kann durch unterschiedliche Ursachen ausgelöst werden, so z. B. durch Schmerzen von Muskeln und Gelenken, Harninkontinenz aufgrund von Prostatavergrößerung oder Gebärmutterabsenkung, Einnahme von Medikamenten, Bluthochdruck, Herzerkrankungen und Erkrankungen der Atemwege.

Auch alterstypische Erkrankungen wie Demenzen (z. B. die Alzheimersche Krankheit) gehen sehr oft mit erheblichen Schlafstörungen einher. So leiden Menschen mit Alzheimer-Demenz nicht nur unter Einschlafstörungen, sondern unter wiederholtem nächtlichem Aufwachen, was sich mit Fortschreiten der Erkrankung verstärkt und zu erheblicher Tagesmüdigkeit und längeren Schlafphasen während des Tages führt (Hilfestellungen siehe Kapitel 9.1).

Auch bei der Parkinsonschen Krankheit erschweren Zittern (Tremor) und die Unfähigkeit sich nachts im Schlaf bewegen zu können (Akinese), das Ein- und Durchschlafen. Auch sind bei dieser Erkrankung intensive Träume und Albträume ein nicht seltenes, dafür aber quälendes Phänomen. Schmerzen und Unruhe in den Beinen (siehe Kapitel 8 Restless Legs Syndrom) können im Rahmen dieser Erkrankung ebenfalls erheblich den Schlaf stören.

Bei der Parkinson Erkrankung und der Parkinsondemenz, aber auch unter Verordnung von Antidepressiva (sog. Serotonin-Wiederaufnahmehemmer) kann eine weitere Schlafstörung auftreten, die als REM-Schlaf-Verhaltensstörung bezeichnet wird. Hiervon sind hauptsächlich Männer (selten auch Frauen) ab dem 60. Lebensjahr betroffen. Diese Form der Schlafstörung führt dazu, dass die normalerweise während des Träumens (also in der REM-Phase, Erläuterung zu den Schlafphasen unter Punkt 1.1) gelähmte Muskulatur aktiviert wird, sodass die Betroffenen ihre Träume mit zum Teil heftigen Bewegungen ausleben, was nicht selten zu blauen Flecken und Verletzungen der Betroffenen und ihrer Bettpartner führt. Wir werden in Kapitel 9.8 und 9.9 noch genauer auf diese sog. REM-Schlaf-Verhaltensstörung und deren Therapie eingehen.

Vor dem Hintergrund internistischer Erkrankungen spielen natürlich auch Übergewicht, Bluthochdruck und Schnarchen bis hin zum sog. Schlaf-Apnoe-Syndrom für den Schlaf im Alter eine gewichtige Rolle. Hierauf wird ebenfalls in den gesonderten Kapiteln 3, 4 und 7 eingegangen.

Ferner nehmen Menschen im höheren Lebensalter oft eine Vielzahl unterschiedlicher Medikamente ein, deren angemessene Dosierung oder Kombination häufig im Langzeitverlauf nicht hinreichend vom Arzt überprüft wird und die ursächlich den Schlaf verschlechtern können. Vor allem ältere Menschen, insbesondere bei Vorliegen internistischer Erkrankungen (z. B. der Leber), reagieren oft besonders empfindlich auf verschiedene Substanzen, seien es Medikamente oder anregende Genussmittel wie Koffein oder Nikotin (siehe Kapitel 11 und 12). In diesem Zusammenhang sei abschließend noch der Einsatz von Alkohol zur Schlafförderung erwähnt. Auch wenn Alkohol zunächst das Einschlafen erleichtert, so führen doch selbst geringe Mengen zu einer Verschlechterung des Schlafes in den frühen Morgenstunden (siehe unter Kapitel 11).

# 1 Wie viel Schlaf braucht man eigentlich?

Gerade Menschen, die unter Schlaflosigkeit leiden, stellen häufig diese Frage – nicht zuletzt mit der Sorge, aufgrund ihrer Schlafstörungen gesundheitlichen Schaden zu nehmen. Eine allgemein gültige Antwort auf diese Frage lässt sich jedoch nicht geben. Das individuelle Schlafbedürfnis variiert von Person zu Person, es ist angeboren und lässt sich durch Umgebungsbedingungen nur wenig verändern. Die meisten Menschen schlafen zwischen 7 und 8 Stunden, nur wenige schlafen weniger und kommen z. B. mit 4–5 Stunden Schlaf aus. Andere wiederum benötigen 10 Stunden um sich ausgeruht zu fühlen. Dabei unterscheidet sich die Schlafqualität von Kurz- und Langschläfern nicht: Die Schlaftiefe ist bei Kurzschläfern nicht schlechter und die Leistungsfähigkeit nicht geringer. In der Geschichte hat es beispielsweise sowohl berühmte Kurzschläfer wie den englischen Premierminister Winston Churchill oder Langschläfer wie den Entdecker der Relativitätstheorie Albert Einstein gegeben. Allerdings sei erwähnt, dass Churchill nachts nur 5 Stunden schlief, dafür aber immer Mittagsschlaf hielt.

Zusammengefasst muss man sich zur Beantwortung der Frage also nach seiner individuellen Veranlagung richten: Man braucht genau so viel Schlaf, wie man benötigt, um seine im Alltag anstehenden Anforderungen ohne Einschränkungen durch Müdigkeit zu bewerkstelligen. Ein Unterschreiten der gewohnten Schlafdauer bewirkt ein Gefühl von Abgeschlagenheit und Konzentrationseinbußen am Tage, während ein Überschreiten der gewohnten Schlafdauer dazu führt, dass man morgens zur gewohnten Aufstehzeit nur noch leicht schläft und häufiger kurz aufwacht. Folglich bringt ein mehr an Schlaf keine verbesserte Leistungsfähigkeit, sondern kann auch Abgeschlagenheit hervorrufen. Einzelheiten über die Auswirkungen einer längerfristigen Schlafstörung auf die Gesundheit können Sie in Kapitel 3 nachlesen.

## 1.1 Wie untersucht man den Schlaf?

Der Schlaf lässt sich im Schlaflabor mithilfe von sog. Elektroden untersuchen, die von außen auf die Kopfhaut geklebt werden. Diese Untersuchungstechnik wird in der medizinischen Fachsprache als Elektroenzephalogramm (frei übersetzt: Hirnstromkurvenableitung) bezeichnet (Abb. 1). Viele Vorgänge im Gehirn werden in Form von elektrischen Impulsen zwischen den Nervenzellen des Gehirns bewerkstelligt. Je nach Aktivierungsgrad des Gehirns verändert sich die Aktivität der Nervenzellen, deren elektrische Impulse mithilfe auf der Haut aufgeklebter Elektroden erfasst werden. Die Häufigkeit der Impulse pro Sekunde stellt dabei das Maß der Messung dar und wird mit der Einheit Hertz (Hz) bezeichnet.

Bei entspannter Wachheit, wenn wir zum Beispiel im Sessel sitzen und an nichts Belastendes denken, arbeiten unsere Nervenzellen mit 8–12 Impulsen pro Sekunde, was man dann als 8–12 Hz Alpha Aktivität bezeichnet. Bei Stress oder Ängsten arbeiten die Nervenzellen schneller, mit mehr als 14 Impulsen pro Sekunde (14 Hz). Im Schlaf hingegen verlangsamt sich die Aktivität der Nervenzellen. Beim Einschlafen liegt die Aktivität der Nervenzellen bei etwa 6–7 Impulsen pro Sekunde (6–7Hz) und geht im Tiefschlaf auf 1–3 Impulse pro Sekunde (1–3 Hz) herunter. In Abbildung 2 ist zu sehen, wie sich nach dem Einschlafen mit zunehmender Schlaftiefe die Aktivität der Nervenzellen zunehmend verlangsamt, um dann am Ende des ersten Schlafzyklus wieder zuzunehmen. Dieser Zyklus wiederholt sich dann, wie auf der Abbildung 2 zu sehen ist, bis zu 4-mal pro Nacht. Beim Übergang von einem zum nächsten Schlafzyklus bewegt man sich in der Regel, was besonders im Alter bei Menschen mit Parkinson Erkrankung erschwert ist.

Zusätzlich zum Elektroenzephalogramm, welches die Gehirnaktivität misst, werden mit weiteren Elektroden die Spannung der Kinnmuskulatur und die Augenbewegungen aufgezeichnet (Abb. 1). Dies geschieht, um die Schlafstadien besser vom Wachzustand unterscheiden zu können. Das ist möglich, weil die Muskelaktivität in den Schlafstadien im Gegensatz zum Wachzustand ganz deutlich abnimmt, gleichzeitig treten in einem bestimmten Schlafstadium schnelle Augenbewegungen auf, die auf der Abbildung 2 oben rechts zu sehen sind. Diese schnellen Augenbewegungen werden englisch »rapid eye movement« genannt – und da sie ein charakteristisches Merkmal dieses Schlafstadiums darstellen, wird es als »REM-Schlafstadium«, also aus dem Englischen übesetzt als Schlaf-

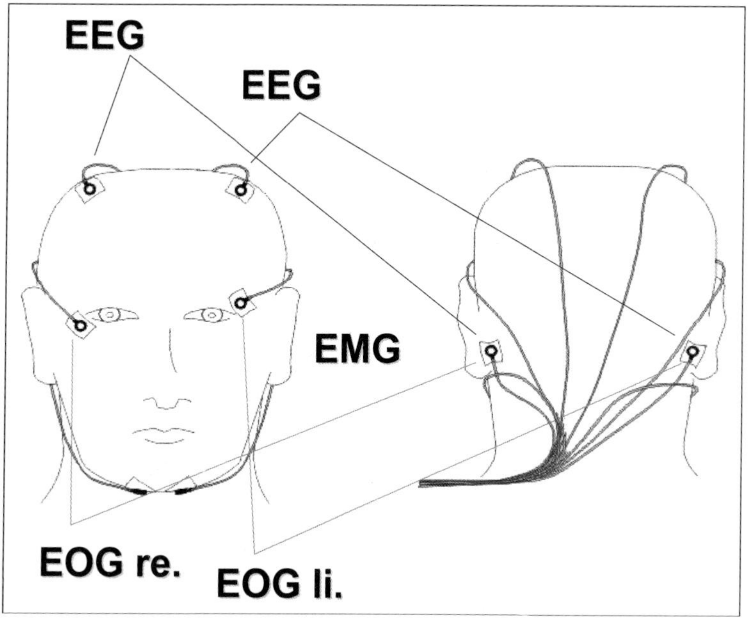


**Abbildung 1:** Darstellung der Elektrodenlage für die Schlaf-EEG Untersuchung. Die Elektroden werden nur aufgeklebt und man kann erstaunlicherweise damit schlafen. Die Elektroden am Kinn dienen der Beurteilung der Muskelaktivität im Schlaf.
Abkürzungen: EEG = Elektroenzephalogramm zum Aufzeichnen der Hirnstromkurven; EOG = Elektrookulogramm zum Aufzeichnen der Augenbewegungen und EMG = Elektromyogramm zum Aufzeichnen der Muskelspannung

stadium mit schnellen Augenbewegungen, bezeichnet. Alle weiteren Schlafstadien nennt man entsprechend »NONREM-Schlaf« (übersetzt »Nicht-REM-Schlaf«), da hier keine schnellen Augenbewegungen auftreten. Den NONREM-Schlaf untergliedert man weiterhin in die Schlafstadien I bis IV. Wobei das NONREM-Stadium I den sehr leichten und das NONREM-Station IV den sehr tiefen Schlaf umfasst.

Der Schlafzyklus beginnt immer mit dem NONREM-Schlaf und endet mit dem REM-Schlaf. Ein Schlafzyklus dauert ca. 90 bis 120 Minuten und wiederholt sich pro Nacht etwa 4–5-mal (s. Abb. 3).

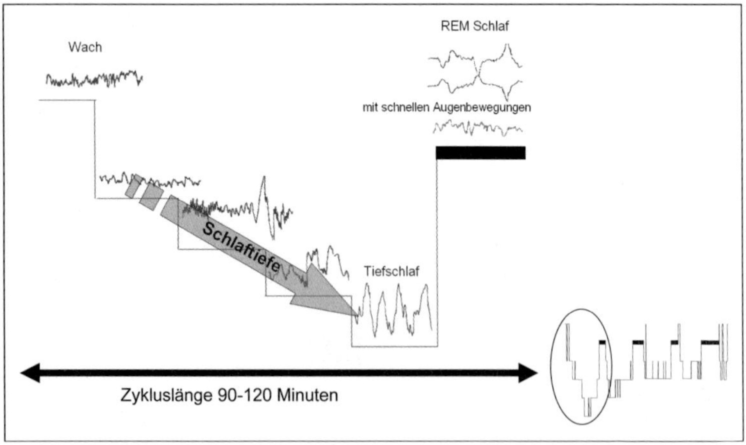


**Abbildung 2:** Schlafzyklus mit der Darstellung der Abnahme der Aktivität der Nervenzellen vom Einschlafen bis zum Tiefschlaf und der Zunahme der Aktivität im REM-Schlaf. Die Dauer eines Schlafzyklus liegt bei ca. 100 Minuten und wiederholt sich 4–5-mal während der Nacht.

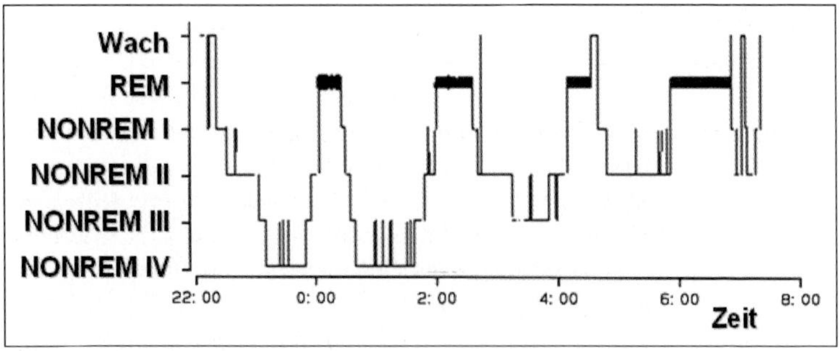


**Abbildung 3:** Normschlafprofil eines nicht schlafgestörten Erwachsenen
REM: Rapid Eye Movement Schlaf; NONREM I-IV: NON Rapid Eye Movement Schlaf; Stadium I-IV (NONREM I, II: leichter Schlaf; NONREM III, IV: tiefer Schlaf)

## 1.2 Wie verändert sich der Schlaf im Alter und wie häufig sind Schlafstörungen im Alter?

Die Schlaftiefe und die Schlafdauer verändern sich mit zunehmendem Alter. Das oben dargestellte charakteristische Schlafprofil verändert sich derart, dass es zu einer Verringerung der NONREM-Schlafstadien III und IV kommt, die durch eine Zunahme des leichteren Schlafstadiums I abgelöst werden. Es kommt verstärkt zu nächtlichen Wachphasen, in denen der Schlaf für einige Zeit unterbrochen wird sowie zu häufigeren Wechseln der Schlafstadien (vergleiche Abb. 3 und. 4).

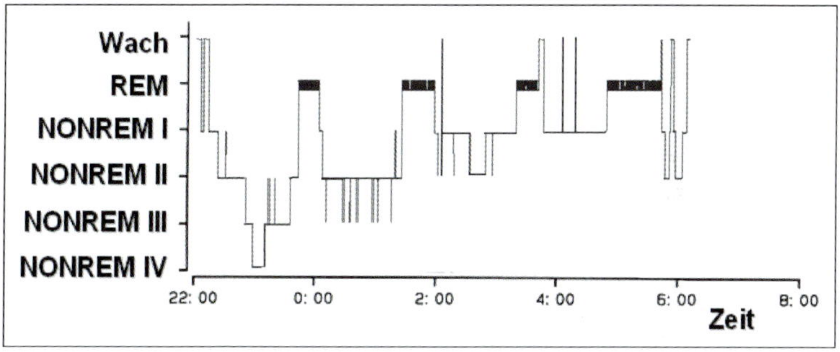


**Abbildung 4:** Normschlafprofil eines älteren Menschen mit Abnahme des Tiefschlafes
REM: Rapid Eye Movement Schlaf; NONREM I-IV: NON Rapid Eye Movement Schlaf; Stadium I-IV (NONREM I, II: leichter Schlaf; NONREM III, IV: tiefer Schlaf)

Hierzu ist anzumerken, dass kurze Aufwachvorgänge ganz »normal« sind, auch normale Schläfer wachen bis zu 4-mal pro Stunde kurz auf, drehen sich z. B. und schlafen sofort wieder ein. Daher erwacht auch ein »normaler Schläfer« bei einer 6-stündigen Schlafdauer kurzzeitig bis zu 24-mal! Ältere Menschen mit Schlafstörungen nehmen diese kurzen Aufwachphasen aber verstärkt wahr, da diese im Alter häufiger auftreten und länger dauern können. Hinzu kommt, dass ältere Menschen häufig bis zu einer Stunde nach dem Mittagessen schlafen und dann schon wieder gegen 21.00 Uhr schlafen gehen wollen. Die Nickerchen sollten etwa nur 10–30 Minuten lang sein, da man sich ansonsten eher unkonzentrierter, missmutiger oder sogar noch müder als zuvor fühlt. Zudem vermindern zu lange Nickerchen tagsüber den Schlafdruck, sodass das Einschlafen schwerer fällt und die Betreffenden z. B. spätestens gegen 5.00 Uhr morgens eine durchschnittliche 7-stündige Schlafzeit absolviert haben. Da aber früh morgens die meisten noch schlafen, hat man als Betroffener schnell das Gefühl, nicht ausreichend lange geschlafen zu haben. Vor dem Hintergrund dieser Überlegungen ist es leichter nachvollziehbar, dass über 40 % der Älteren über Ein- und Durchschlafstörungen klagen. Zusammenfassend sind die Veränderungen des Schlafes im Alter in den meisten Fällen nicht nur Folge einer »Altersentwicklung«, sondern vielmehr durch Veränderungen im Aktivitätsrhythmus älter werdender Menschen mithervorgerufen. Deshalb können Schlafstörungen auch zum Teil durch eine bewusste Änderung der Lebensführung positiv beeinflusst werden. In Kapitel 10 wird erläutert, wie sich Schlafstörungen aus Veränderungen des Lebensrhythmus heraus entwickeln und sich durch ungünstige Verhaltensweisens sogar noch verfestigen. Oftmals ist eine Verbesserung des Schlafes schon durch eine einfache Aufklärung über die Ursachen und Veränderung des Schlafes im Alter zu erreichen. Diese altersbedingten Veränderungen des Schlafes finden sich bei älteren Menschen mit einer Alzheimer-Demenz jedoch noch stärker ausgeprägt. Aber auch hier kann man durch Informierung der Angehörigen und Betreuer und der Betroffenen selbst zu einer Verbesserung des Nachtschlafes beitragen (siehe Kapitel 9.1).

Bei Schlafstörungen im Alter müssen selbstverständlich auch körperliche Faktoren oder Erkrankungen unbedingt ausgeschlossen werden. Insbesondere spielen hier nächtliche Atempausen (das sog. »Schlaf-Apnoe-Syndrom«, abgekürzt: SAS) einerseits und andererseits das Syndrom der unruhigen Beine (englisch: »Restless Legs Syndrom«, abgekürzt: RLS), ein wichtige Rolle. Auf die Zusammenhänge mit diesen beiden körperlichen Erkrankungen wird in den Kapiteln 7 und 8 noch ausführlich eingegangen werden. Mit dem Einfluss anderer körperlicher sowie seelischer Erkrankungen auf den Schlaf befassen sich die Kapitel 3, 4 und 5.

## 1.3 Verschiedene Formen von Schafstörungen

Wer unter Schlafproblemen leidet, wird sich eventuell irgendwann entscheiden, diesbezüglich einen Arzt zu konsultieren. Dieser muss sich dann ein genaues Bild von den Schlafproblemen machen, um die richtige Behandlung einleiten zu können, denn es gibt verschiedene Arten von Schlafstörungen, die einer unterschiedlichen Behandlung bedürfen. Die Schlafstörungen kann man grob in 4 verschiedene Kategorien unterteilen:

- Zum einen kennen wir die Ein- und Durchschlafstörungen (Insomnien), die sich v.a. durch einen Mangel an Schlaf beschreiben lassen.
- Diese unterscheidet man von dem unerholsamen Schlaf mit Tagesmüdigkeit (Hypersomnie), bei dem es bei individuell normaler Schlafzeit trotzdem zu starker Tagesmüdigkeit kommt.
- Davon zu unterscheiden sind Schlafstörungen, bei denen der Rhythmus von Schlaf- und Wachphasen durcheinander geraten ist. In diese Kategorie gehören also die Schlaf-/Wachrhythmusstörungen.
- In der letzten Kategorie schließlich sind diejenigen Schlafstörungen zusammengefasst, die mit Auffälligkeiten im Verhalten während des Schlafs, z.B. Albträume, Schlafwandeln (sog. Parasomnien), einhergehen.

Im Folgenden werden wir genauer auf die einzelnen Formen der Schlafstörungen eingehen.

## 1.4 Ein- und Durchschlafstörungen (Insomnien)

Charakteristischerweise kommt es bei den Ein- und Durchschlafstörungen (Insomnien) durch Probleme beim Einschlafen und/oder durch nächtliches Aufwachen, also durch eine Verkürzung der Schlafzeit, zu einem Mangel an Schlaf. Viele Menschen kennen diese Art von Schlafstörungen von sich selbst als vorübergehende Reaktion auf Stress, bevorstehende aufregende Ereignisse oder im Rahmen körperlicher Erkrankungen. Solche vorübergehenden Schlafstörungen von einigen Tagen bis hin zu 3 Wochen führen Menschen eher selten zum Arzt oder in psychotherapeutische Behandlung. Die Auftretenshäufigkeit dieser vorübergehenden Schlafstörungen ändert sich übrigens nicht mit zunehmendem Lebensalter. Anders hingegen sieht es mit den chronischen Schlafstörungen aus:

Das Auftreten von chronischen Schlafstörungen ist in der Altergruppe der über 65-Jährigen am höchsten, wobei besonders ältere Frauen viel häufiger als jüngere Frauen über Schlafstörungen berichten. In einer großen Untersuchung mit 6000 älteren Teilnehmern gaben 29 % Einschlafstörungen und 42 % Ein- und Durchschlafstörungen an. Die höhere Auftretenswahrscheinlichkeit längerfristiger Schlafstörungen im Alter steht v.a. in Beziehung zu in der Medizin bereits gut bekannten biologischen Faktoren. Hier sind in erster Linie Funktionen unseres Körpers gemeint, die innerhalb von 24 Stunden einmal einen minimalen und maximalen Wert aufweisen. Diese zirkadianen Rhythmen (von lat. »circa« = ungefähr und lat. »dies« = Tag), z.B. die der Körpertemperatur und des Schlafhormons Melatonin, verschieben sich nach vorne und auch die maximale Auslenkung wird geringer. Zudem wird unsere zirkadiane Rhythmik natürlich auch stark durch die Umwelt und die Art, wie wir unseren Tag gestalten, geprägt. So haben wir bei der Geburt noch einen ultradianen Rhythmus (von lat. »ultra« = über ~ kürzer und lat. »dies« = Tag), daher laufen unsere Rhythmen in einem 3- bis 4-stündigen Rhythmus ab. Durch die Kontakte mit den Eltern und das Stillen zu festgesetzten Zeiten gewöhnen wir uns langsam an den 24-stündigen, zirkadianen Rhythmus, sodass wir meisten ab dem 4. Monat nachts durchschlafen (siehe Abb. 5). Ab dem 8. Lebensjahr benötigen wir auch keinen Mittagsschlaf mehr und unser Rhythmus wird maßgeblich durch die Schule mit geprägt. Nach der Pubertät ändert sich eigentlich nichts, die Rhythmen unserer Schlafhormonausschüttung und der Körpertemperatur bleiben stabil, trotzdem verspüren wir den Drang, nachts länger aufzubleiben und auszugehen, und schlafen kompensatorisch tagsüber. Spätestens die Ausbildung und die Aufnahme der Berufstätigkeit zwingen uns dann allmählich wieder in einen ganz festen Schlaf-/Wachrhythmus, der sich erst viel später mit dem Auszug der Kinder und/oder der Berentung ändert. Hier können z.B. berentungsbedingte Einschränkungen der sozialen Kontakte, aber auch im Alter verstärkt auftretende körperliche und seelische Erkrankungen unsere Aktivität am Tage einschränken und dadurch Schlafstörungen begünstigen. Bestehen im Alter Schlafprobleme länger als einen Monat, sollten Sie ein Schlaftagebuch führen (siehe Anhang) und die Bedingungen, unter denen die Schlafstörungen auftreten, genau analysieren! Sowohl in der Bevölkerung als auch speziell unter Ärzten kursiert leider noch immer das Vorurteil, dass die Entwicklung von Schlafstörungen im Alter ein »normaler Alterungsprozess« sei!

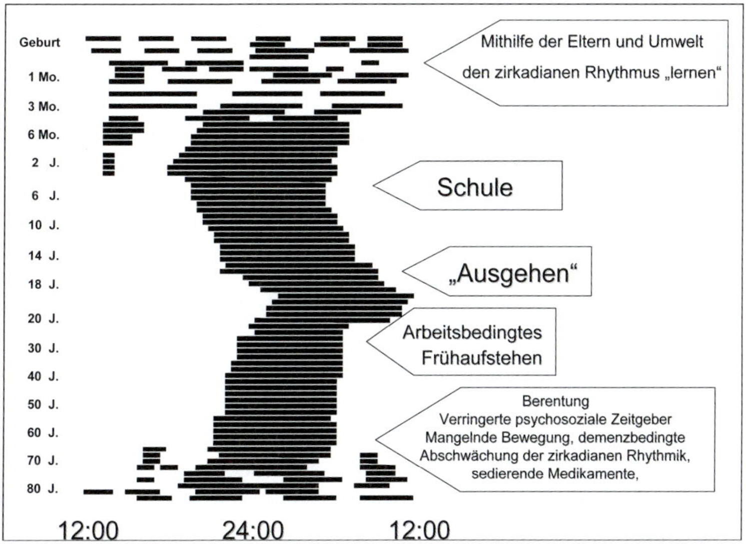


**Abbildung 5:** Veränderung und Beeinflussung der menschlichen Schlaf-/Wachrhythmen über die Lebensspanne. Schwarze Balken = Schlafphasen (aus Staedt & Riemann Diagnostik und Therapie von Schlafstörungen, 2007).

### 1.4.1 Ursachen von Ein- und Durchschlafstörungen im Alter

Schauen wir uns die Ursachen für chronische Schlafstörungen im Alter noch mal genauer an: Mit zunehmendem Alter kommt es zu einigen Veränderungen im Schlaf, die bereits in Kapitel 1.2 erwähnt worden sind und die zur Entwicklung von Ein- und Durchschlafstörungen beitragen können. So nehmen die langsamen Hirnstromwellen in den tiefen NON-REM-Schlafstadien III und IV ab, während der sog. leichte Schlaf des NONREM-Stadiums I zunimmt. Hierzu sei angemerkt, dass allerdings allein die im Alter abnehmende Höhe (Amplitude) der Hirnstromwellen noch keine Aussage über die Abnahme der Schlafqualität erlaubt. Weiterhin finden sich mehr Wechsel zwischen den Schlafstadien und mehr Aufwachvorgänge. Die Aufwachvorgänge finden zusätzlich zu dem auch bei jüngeren Erwachsenen üblichen Erwachen aus dem REM-Schlafstadium verstärkt im NONREM-Stadium II statt. Zusammenfassend finden sich im Alter also hauptsächlich Veränderungen des NONREM-Schlafes, während der REM-Schlaf im normalen Alter hingegen weitgehend stabil bleibt. Hierzu ist interessanterweise anzumerken, dass die mit dem Alter abnehmende Menge und Tiefe des NONREM-Schlafes in erster Linie in Beziehung zur Länge der dem Schlaf vorausgehenden Wachphase steht. Das heißt, dass natürlich ein längerer Mittagsschlaf und wenig Aktivitäten eher dazu führen, dass der NONREM-Schlaf nachts weniger tief wird, als wenn man viel spazieren geht und z. B. im Garten tagsüber aktiv ist. Wir hoffen, dies verdeutlicht, wie wichtig es im Alter ist, durch regelmäßige Aktivität (z. B. tägliche Spaziergänge) und die Begrenzung des Mittagsschlafes auf maximal 30 Minuten zu einer Verbesserung des Schlafes beizutragen. Untersuchungen zeigen, dass ältere Menschen sehr häufig bis zu einer Stunde am Tage schlafen und früher zu Bett gehen als jüngere Erwachsene. Insbesondere die Nickerchen am Abend sind sehr problematisch, da sie den sog. »Schlafdruck«, daher die Fähigkeit nach dem Zubettgehen einschlafen zu können, verringern. Regelmäßige abendliche Nickerchen können daher zu einer Einschlafstörung mit vermehrter Tagesmüdigkeit und daraus resultierend zu noch mehr Schlaf am Tage führen.

Eine nicht ausreichende Beleuchtung in den Wohnräumen kann das Ihrige noch dazu tun und das Bedürfnis nach Nickerchen zusätzlich noch verstärken. Deshalb sollte neben täglichen Spaziergängen bei Tageslicht eine ausreichende Basisbeleuchtung mit 300–500 Lux im Wohnbereich sichergestellt werden (Lichtintensität kann einfach mit einem Luxmeter bestimmt werden; Vertrieb z. B. im Internet über die Firma Conrad Elektronik®).

Grundsätzlich sollte aber nicht vergessen werden, dass z. B. der Verlust von den den Tag strukturierenden Arbeitsabläufen (z. B. durch Berentung) oder aber auch von nahe stehenden Menschen über eine Verringerung der Aktivität (z. B. weniger Spaziergänge, Ausflüge, Theaterbesuche) Schlafstörungen begünstigen kann. Aber auch seelische Erkrankungen, wie Depressionen oder die Alzheimer-Krankheit können den Schlaf nachhaltig negativ beeinflussen. Häufig übersehen wird auch das Syndrom der unruhigen Beine (Restless-Legs-Syndrom) oder das Schlaf-Apnoe-Syndrom mit nächtlichen Atempausen, die ebenfalls die Erholsamkeit des Schlafes nachhaltig beeinträchtigen können.

## 1.4.2 Behandlung (Lichttherapie)

Grundsätzlich ist eine medikamentöse Behandlung von Schlafstörungen im Alter nicht als erste Wahl zu empfehlen. Trotzdem entfällt rund die Hälfte aller Benzodiazepin-Verordnungen auf die Altergruppe der 60- bis 80-Jährigen. Die sog. Benzodiazepinpräparate wirken grundsätzlich angstlösend und schlaffördernd, können aber das Sturzrisiko im Alter erhöhen und bei älteren Menschen auch zu einer Verschlechterung der Denkprozesse bis hin zur Entwicklung von Verwirrtheitszuständen führen. Zudem ist gerade die langfristige Wirksamkeit dieser Medikamente gegen Schlafstörungen im höheren Lebensalter nicht wissenschaftlich belegt! Sollten Sie jedoch seit längerer Zeit ein Benzodiazepinpräparat einnehmen, so setzen Sie es nach der Lektüre dieses Ratgebers keinesfalls abrupt ab, sondern besprechen Sie Ihre Bedenken mit Ihrem Arzt! Gegebenenfalls sollte man bei längerer Verordnung von Benzodiazepinen eine Umsetzung auf ein im Alter besser verträgliches Präparat vornehmen (siehe dazu Kapitel 12 und Tabelle 3 im Anhang). Eine weitere Möglichkeit der medikamentösen Behandlung von Schlafstörungen bietet die Gruppe der sog. Antidepressiva. Allerdings sind diese Medikamente für die Behandlung von Schlafstörungen nicht zugelassen, können aber im Rahmen der ärztlichen Therapiefreiheit auch für Schlafstörungen verordnet werden. Gegenüber den Benzodiazepinen machen Antidepressiva nicht abhängig, fördern aber die Gewichtszunahme. Da Medikamente im Alter oft nicht so gut vertragen werden und auch häufig unerwünschte Wirkungen haben, ist es immer lohnenswert, Informationen und Techniken zu erlangen, die einem helfen können, den Schlaf zu verbessern. Allein schon Veränderungen der Lebensgewohnheiten als auch Lichttherapie können nachweislich wirkungsvolle Maßnahmen zur Behandlung von Schlafstörungen im höheren Lebensalter darstellen. Den nichtmedikamentösen Maßnahmen werden in diesem Ratgeber daher die Kapitel 10 und 11 mit umfangreichen Informationen gewidmet. An dieser Stelle sei noch der Einsatz von Lichttherapie zur Verbesserung des Schlafes vorgestellt, da Lichttherapie gerade Menschen im höheren Lebensalter auf einfache Weise helfen kann, die häufig etwas vorgehende innere Uhr nachzustellen. So kann der häufig vorverlagerte Rhythmus (mit frühem Aufstehen und Zubettgehen) älterer Menschen durch Lichttherapie wieder ein Stück weit nach hinten verlagert werden, sodass man wieder später zu Bett geht und dadurch auch morgens nicht mehr so früh erwacht. Die

Lichttherapie kann gut mit Lesen und/oder Musikhören kombiniert werden und sollte etwa in der Zeit zwischen 19.30 und 21.00 Uhr durchgeführt werden. Entsprechende Lichttherapiegeräte kann man in verschiedenen Warenhäusern erwerben. Dabei ist unbedingt darauf zu achten, dass es sich nicht um »Wellness-Lampen«, sondern tatsächlich um therapeutische Lampen handelt, welche die benötigte Luxstärke (5000–10000 Lux) aufweisen. Je nach Luxstärke und zur Lampe eingenommenen Abstand müssen Sie zwischen einer halben Stunde und 2 Stunden Zeit am Abend einplanen. Wie wirkt die Lichttherapie? Ganz einfach, das Licht wird über das Auge an unsere innere Uhr (im Nucleus suprachiasmaticus) weitergeleitet und in der Folge wird das Schlafhormon Melatonin verzögert im Gehirn freigesetzt. Deshalb ist es auch wichtig, die Lichttherapie immer zur gleichen Zeit durchzuführen. Sie müssen nicht direkt in die Lichttherapie schauen, das Licht sollte aber auf die Augen fallen. Nebenwirkungen treten in der Regel nicht auf, manchmal wird über leichte Kopfschmerzen berichtet. Wenn Sie abends ausgehen, sollten Sie die Lichttherapie ausfallen lassen und nicht etwa um 22.00 Uhr damit beginnen, denn sonst können Sie durch die Lichtwirkung die Ausschüttung des Schlafhormons Melatonin unterdrücken und das Einschlafen verschlechtern. In den Hochsommermonaten kann man den Strom für die Lichttherapie sparen, indem man abends noch einen Spaziergang von einer halben bis dreiviertel Stunde einplant. Grundsätzlich empfehlen wir älteren Menschen mit Schlafstörungen aber vormittags und nachmittags einen Spaziergang zu unternehmen, da das Licht und die Aktivität sehr gut hilft, unsere innere Uhr täglich neu zu justieren und die abendliche Melatoninausschüttung im Gehirn zu verbessern.

## 1.5 Unerholsamer Schlaf mit Tagesmüdigkeit (Hypersomnie, Geräuschpegel, Medikamente)

Das Hauptmerkmal der Schlafstörung, die als Hypersomnie bezeichnet wird, ist eine stark ausgeprägte Müdigkeit am Tage bei subjektiv als ungestört erlebtem Schlaf. Die Einschränkung der Leistungsfähigkeit kann sich vielgestaltig äußern, beispielsweise kann man sich abgeschlagen fühlen, oft gibt es auch morgentliche Kopfschmerzen und eine Neigung zum Einschlafen bei der Verrichtung eintöniger Tätigkeiten. Wichtig ist es zunächst, die Tagesmüdigkeit von einer Antriebsschwäche und Kraftlosigkeit im Rahmen einer seelischen Erkrankung, wie z. B. der Depression abzugrenzen.

Hilfreich ist dabei, die Ursachen für eine Tagesmüdigkeit nach äußeren oder inneren Faktoren aufzulisten, die im Folgenden näher erläutert werden. Im Unterschied zu den im vorangehenden Kapitel beschriebenen Ein- und Durchschlafstörungen liegt bei der Hypersomnie kein ausgeprägtes nächtliches Schlafdefizit als Ursache vor, wenngleich eine verminderte Schlafdauer sowohl bei gefühlt ungestörtem als auch bei subjektiv unerholsamem Schlaf ursächlich bestehen kann.

### Äußere Ursachen

Zu den Ursachen für die Tagesmüdigkeit, die sich eher in äußeren Faktoren lokalisieren lassen, zählen v. a.

- der Schlafmangel,
- Umwelteinflüsse und
- Medikamente.

### Schlafmangel

Ausgeprägte Tagesmüdigkeit ist ein in den heutigen Industrienationen recht häufig anzutreffendes Phänomen. In einer Erhebung in Deutschland fand sich eine ausgeprägte Tagesmüdigkeit bei 3–6 % der Bevölkerung, eine britische Untersuchung ergab eine vergleichbare Auftretenshäufigkeit von 5,5 %. Amerikanische Schätzungen gehen davon aus, dass wir heute durchschnittlich 1,5 Stunden weniger schlafen als dies im 19. Jahrhundert der Fall war. Bereits eine Verkürzung der regulären Schlafzeit um 2 Stunden führt zu merklicher Müdigkeit am Tage, bei einer über längere Zeitspannen anhaltenden Verkürzung werden Einbußen beim Denken und in der Steuerung von Bewegungsabläufen bemerkbar.

## Umwelteinflüsse

Hierbei ist v. a. der Geräuschpegel im Schlafzimmer zu berücksichtigen (der Schalldruckpegel wird nach Alexander Graham Bell in Dezibel (db [A]) bezeichnet. Normalerweise können wir bei einem Geräuschpegel von 20–30 dB (A), das entspricht in etwa der Lautstärke unseres Atemgeräuschs, gut schlafen. Bei lauteren Geräuschen kann der Schlaf beeinträchtigt werden, Quellen dafür können z. B. ein übergewichtiger schnarchender Partner, aber auch ein übergewichtiges schnarchendes Haustier sein, welches mit im Schlafzimmer nächtigt. Allerdings kommt es auch immer auf die Bewertung und die Art des Geräusches an: Das recht laute, jedoch gleichförmige Rauschen eines Wasserfalls kann unseren Schlaf mit seinen bis zu 100 dB (A) unter Umständen kaum stören, während die Mücke, die uns mit ihren 40 dB (A) nachts um die Ohren saust, unseren Schlaf ganz erheblich beeinträchtigen kann. Das Beispiel der Mücke verdeutlicht nebenbei bemerkt sehr eindrücklich, wie belastende Gedanken den Schlaf verschlechtern können (siehe Kapitel 10.4), denn es ist wohl nicht so sehr das Geräusch der Mücke, was uns den Schlaf raubt, sondern eher die Sorge um den aus den Mückenstichen resultierenden Juckreiz. Neben dem Geräuschpegel können auch die Verdunkelung und die Raumtemperatur den Schlaf beeinflussen. Feste Richtlinien für diese Umwelteinflüsse gibt es nicht, aus Studien weiß man aber, dass ab Temperaturen über 24 ° Celsius der Schlaf schlechter wird und es häufiger zu Aufwachvorgängen kommt. Eine Temperatur von etwa 16–20 ° im Schlafzimmer ist daher zu empfehlen. Fast banal, jedoch nicht zu vergessen ist die oben erwähnte Möglichkeit, dass Haustiere im Bett den Schlaf stören können. Dies gaben immerhin 40 % der sich wegen Schlafstörungen vorstellenden Betroffenen in einer amerikanischen Untersuchung an.

**Tabelle 1:** Übersicht über verschiedene Geräuschpegel (Schalldruckpegel wird nach Alexander Graham Bell in Dezibel (dB (A) bezeichnet)

| | |
|---|---|
| Blättersäuseln | 10 db (A) |
| Stille in der Wüste | 20 db (A) |
| Wasserfall | 100 db (A) |
| Stechmücke nachts am Ohr | 40 db (A) |
| Atemgeräusch | 20–30 db (A) |
| Kühlschrank (1 m entfernt) | 50 db (A) |
| Hauptverkehrsstraße (nachts) | 65 db (A) |

### Medikamente

Wie bereits in Kapitel 1.4.2 angesprochen, gibt es Medikamente, die den Schlaf negativ beeinflussen können. Zu diesen zählen z. B. die sog. Beta-Blocker und die Alpha-Rezeptoragonisten, die häufig zur Senkung von Blutdruck und Puls Verwendung finden. Auch Calciumantagonisten und Medikamente zur Senkung der Blutfette können den Schlaf verschlechtern (siehe Tabelle 2). Aber auch Schlafmittel (Benzodiazepine) mit langer Verweildauer können gerade Ältere am Tage so müde machen, dass dadurch längere Schlafphasen am Tage auftreten, die wiederum das abendliche Einschlafen erschweren können (siehe Kapitel 12 und Tabelle 3 im Anhang). Außerdem können Medikamente, wie das Neuroleptikum Haloperidol, den Schlaf-/Wachrhythmus negativ beeinflussen und sollten daher auf keinen Fall bei Schlafstörungen bei älteren Menschen eingesetzt werden. Die folgende Übersicht zeigt Ihnen einige Medikamente, die sich negativ auf den Schlaf auswirken können.

**Tabelle 2:** Medikamente mit potenziell[1] unverwünschten Wirkungen auf das Schlaf-/Wachverhalten

| Substanzgruppe | Chemische Kurzbezeichnung | Müdigkeit | Insomnie | Albträume |
|---|---|---|---|---|
| Alpha-Agonisten[2] | z. B. Clonidin, Methyldopa | + | + | + |
| Antiarrhythmikum | z. B. Amiodaron | + | + | + |
| Beta-Blocker[2] | z. B. Atenolol, Propanolol | – | + | + |
| Broncholytikum | z. B. Theophyllin | – | + | – |
| Ca-Antagonisten | z. B. Diltiazem | + | + | + |
| Corticosteroide | z. B. Dexamethason, Prednisolon | – | + | – |
| Lipidsenker | z. B. Lovastatin, Simvastatin | – | + (Amnesien) | – |
| Parkinsonmittel (bei hoher Dosierung) | z. B. Levodopa, Pergolid | – | + | – |

## Innere Ursachen

Zu den eher in der betreffenden Person zu lokalisierenden Ursachen für ausgeprägte Tagesmüdigkeit gehören v. a.

- das Schlaf-Apnoe-Syndrom,
- seelische Erkrankungen,
- Alzheimer-Erkrankung,
- Schlaf-/Wachrhythmusstörungen,
- RLS mit periodischen Beinbewegungen im Schlaf.

All diese Faktoren können selbstverständlich durch unerholsamen Schlaf, nächtliches Erwachen etc. zu ausgeprägter Tagesmüdigkeit führen. Da sie

1 in der Regel Angaben aus Fallberichten

2 α-Rezeptoragonisten und $ß_1$-Blocker können durch eine Hemmung der Melatoninfreisetzung die zirkadiane Rhythmik stören
(aus Staedt & Riemann Diagnostik und Therapie von Schlafstörungen, 2007).

aber alle in den entsprechenden Kapiteln ausführlich behandelt werden, sei der Leser auf diese Kapitel verwiesen.

## 1.6 Nickerchen und Schlaf-/Wachrhythmusstörungen

Mit zunehmendem Lebensalter beginnen sich die Konturen zwischen Tag und Nacht zu verwischen. Dazu tragen sowohl eine gewisse Gangungenauigkeit unserer inneren Uhr als auch die mit dem Alter zunehmende Angewohnheit, tagsüber kurze Schlafphasen (»Tagschlafen« oder »Nickerchen«) abzuhalten, bei. Ungefähr jeder zweite Mann und jede dritte Frau über 60 Jahre hält nahezu täglich derartige Nickerchen.
Welches sind die Gründe für Tagschlafen?
Die Gründe für Tagesmüdigkeit und Tagschlafen können vielseitige Ursachen haben. Die häufigsten Gründe sind:

- Insomnie (Einschlaf- und Durchschlafstörungen, schlechte Schlafqualität),
- abendlicher Gebrauch von Schlafmitteln mit langer Halbwertzeit und »Hineinwirken« in den Tag (siehe dazu Kapitel 12 u. Tabelle 3 im Anhang),
- Gebrauch von Schlaf- oder Beruhigungsmitteln während des Tages oder anderer Medikamente mit schläfrig machender (sedierender) Wirkung
- Verschiebung des Schlaf-/Wachrhythmus nach vorn (frühes Zubettgehen) und
- Demenzen (z. B. Alzheimer Krankheit).

### Welche Auswirkungen hat das Schlafen am Tage?

Bei nicht Schlafgestörten kann ein kurzes Schläfchen am Tage (10–30 Minuten) durchaus positive Wirkungen auf Leistungsfähigkeit, Konzentration, körperliches und seelisches Wohlgefühl haben. Ältere Schlafgestörte schlafen aber oft bis zu einer Stunde am Tage und fühlen sich danach häufig benommen und unkonzentriert. Zudem können Nickerchen von mehr als 30 Minuten auch den Nachtschlaf verschlechtern, da die »Langschläfer« am Tage dann einfach abends nicht »rechtzeitig« zur Schlafenszeit müde sind. Ausschlaggebend sind hier die Uhrzeit und die Dauer des Nickerchens. Kurze Nickerchen (maximal 30 min.) nach dem Mittagessen können durchaus die Aufmerksamkeit, die Konzentration und die Stimmung heben, ohne den nächtlichen Schlaf zu beeinträchtigen. Auch positive Auswirkungen auf Herzerkrankungen konnten in Studien festgestellt werden. Dies setzt jedoch voraus, dass das Tagschlafen nicht in den späteren Nachmittagsstunden stattfindet, da dies ansonsten zu Einschlafschwierigkeiten in der Nacht führen kann. Diese können ebenfalls auftreten, wenn die Tagschlafphasen zu lang sind. Nickerchen von mehr als einer halben Stunde können Einschlafschlafstörungen begünstigen, sodass oft ein Teufelskreis aus nicht ausreichendem Schlaf in der Nacht und verstärkter Müdigkeit am Tage resultiert. Wer also gern ein Mittagsschläfchen hält, sollte dies am besten, wie der Name schon sagt, mittags in der Zeit von 12.30 Uhr bis 13.30 Uhr tun (nicht länger als 30 Minuten, auf jeden Fall einen Wecker stellen!), denn ein späterer Schlafenszeitpunkt kann wiederum das Einschlafen am Abend erschweren. Abschließend noch ein Tipp, trinken Sie vor dem Nickerchen noch eine Tasse schwarzen Tee, so kann der Tee während Sie Ihren Mittagschlaf halten, langsam seine anregende Wirkung entfalten und Ihnen nach dem Erwachen das erneute Hineingleiten in den Tag erleichtern.

## 1.7 Verhaltensauffälligkeiten während des Schlafes (Parasomnien)

Das Wort Parasomnie leitet sich aus dem Griechischen und Lateinischen ab (»para« = nebenher, während und »somnia« = Schlaf) und bezeichnet bestimmte Handlungen und Verhaltensweisen, die aus dem Schlaf heraus auftreten. Zu den Parasomnien gehören zum einen Verhaltensweisen, die aus dem Schlaf auftreten, bei denen man nicht sofort wach wird, wie das Schlafwandeln (Somnambulismus) und angstvolles Hochschrecken aus dem Schlaf (Pavor Nocturnus). Zum anderen gehören dazu auch Verhaltensweisen, die beim Übergang oder während des Schlafens auftreten, wie rhythmische Bewegungen, Sprechen und Zähneknirschen im Schlaf. Eine dritte Kategorie beinhaltet Auffälligkeiten im REM-Schlaf. REM-Parasomnien sind zum einen die Albträume (lebendige, sehr belastende Träume) und die REM-Schlaf-Verhaltensstörung, die besonders im höheren Lebensalter bei Männern mit Parkinsonerkrankung auftritt. Bei dieser Erkrankung werden gut erinnerbare Träume körperlich aus dem Schlaf bzw. Bett heraus ausgelebt. Die REM-Schlafverhaltensstörung wird eingehender in Kapitel 9.8 behandelt.

## 1.7.1 Aufwachstörungen (Schlaftrunkenheit, Schlafwandeln, Hochschrecken aus dem Schlaf)

Aufwachstörungen sind dadurch gekennzeichnet, dass der Betroffene direkt, jedoch nicht vollständig, aus dem tiefen Schlaf erwacht. Während diese Störungen im Kindesalter meist normal und wahrscheinlich Ausdruck von Hirnreifungsprozessen sind, findet man sie bei Erwachsenen häufig als Folge traumatischer, belastender Erlebnisse oder psychischer Konflikte. Bei älteren Menschen können Aufwachstörungen wie Schlafwandeln durch einen nächtlichen Krampfanfall ausgelöst werden, sodass auf jeden Fall eine Untersuchung durch einen Facharzt für Neurologie und auch ein Computertomogramm des Kopfs stattfinden sollten.

### Schlaftrunkenheit

Als Schlaftrunkenheit bezeichnet man auch Verwirrtheitszustände während und nach dem Erwachen, insbesondere in der ersten Nachthälfte. Der Betroffene weiß im Zustand der Schlaftrunkenheit häufig nicht, wo er sich befindet, wie spät es ist usw. Die Dauer dieses Zustandes kann stark variieren, bei länger dauernden Phasen spricht man auch von einem Delir. Meistens kann sich der Betroffene hinterher auch nicht daran erinnern. Hier können neben Flüssigkeitsmangel, fieberhaften Infekten, Antibiotikaverordnungen auch neurologische Erkrankungen ursächlich sein. Auf jeden Fall sollte ein Arzt aufgesucht werden. Ansonsten gelten die nachstehend beim Schlafwandeln beschriebenen Behandlungsempfehlungen, um die Betroffenen vor Verletzungen zu schützen.

### Schlafwandeln

Zum Schlafwandeln (Somnambulismus) zählt man nicht nur das Umhergehen im Schlaf, sondern auch weniger spektakuläre Verhaltensweisen wie sich im Bett aufsetzen und umherschauen. Das Schlafwandeln tritt aus dem tiefen Schlaf heraus auf, und die Betroffenen können sich weder an Ihr Tun noch an Träume erinnern. Schlafwandler sind während des Schlafwandelns nur schwer erweckbar und die Handlungen sind sehr unterschiedlich und reichen vom einfachen Aufsetzen im Bett und Umherschauen bis hin zu komplexen Handlungen wie Putzen, Kochen und sich Ankleiden. Schlafwandeln kann durchaus gefährlich sein. Im

Gegensatz zum Sprichwort besitzt der Schlafwandler keine schlafwandlerische Sicherheit und kann sich von daher leicht selbst gefährden, z. B. wenn er beim Schlafwandeln ein Fenster mit einer Tür verwechselt oder auf eine vielbefahrene Straße hinausläuft. Schlafwandeln in der Kindheit ist in der Regel harmlos und hört spätestens mit der Pubertät auf. Bei Erwachsenen kommt es wesentlich seltener vor (ca. 2–3 %). Interessanterweise entwickeln einige Schlafwandler während ihres Wandelns ein Hungergefühl. Sie essen dann fast alles auf, was essbar und greifbar ist, gleichgültig in welcher Verfassung: z. B. Schokolade mit Papier, ungewaschenes Obst oder rohes Gemüse. Dies wird auch als »Schlafessen« (Somnophagie) bezeichnet. Die Gefahr beim schlafwandlerischen Essen besteht vor allem darin, dass hier auch manchmal ungenießbare Sachen verzehrt werden.

Schlafwandeln beginnt im Allgemeinen im Kindesalter und verliert sich mit dem Erwachsenwerden. Mitunter kann sich das Schlafwandeln bis zum 22. Lebensjahr oder gar bis ins höhere Lebensalter fortsetzen. Setzt die Störung erst im Erwachsenenalter ein, neigt sie eher zu einem chronischen Verlauf, wobei hierbei eine familiäre Veranlagung inzwischen als gesichert angenommen wird. Wenn Schlafwandeln im Alter neu auftritt, sollten die Ursachen möglichst schnell beim Nervenarzt (Neurologe oder Psychiater) abgeklärt werden. Im höheren Alter können, neben Erkrankungen des Gehirns, Faktoren wie Schlafentzug, die Einnahme von Medikamenten, übermäßiger Koffeingenuss oder Alkoholismus eine Rolle spielen. Schlafwandler bewegen sich aufgrund ihrer eingeschränkten Orientierung immer auf die stärkste Lichtquelle hin. Da dies in früheren Zeiten nachts meist der Mond war, wurden Schlafwandler früher auch als Mondsüchtige bezeichnet, daher auch die alte Bezeichnung »Lunatismus«. Um Gefährdungen des Schlafwandlers zu vermeiden, sollte daher das nächtliche Eindringen von Licht von außerhalb des Hauses (z. B. durch Laternen oder Leuchtreklame) in die Wohnung vermieden werden (z. B. durch lichtundurchlässige Vorhänge oder Jalousien). Auch sämtliche Gegenstände, über die der Schlafwandler stürzen oder an denen er sich verletzen kann, sollten aus der Umgebung entfernt werden. Im Umgang mit Schlafwandlern ist zu beachten, dass abruptes Wecken zu Schreckreaktionen mit zusätzlicher Verletzungsgefahr (z. B. durch Stürzen) führen kann. Daher sollte der Schlafwandler während des Wandelns in gefährlicher Umgebung behutsam aus dem Gefahrenbereich heraus und in die Nähe des Bettes geführt werden. Stressbewältigungstrainings

(Tiefenentspannung, Progressive Muskelentspannung, Autogenes Training) und Anleitungen zur Schlafhygiene bieten oft Abhilfe, da Stress ein häufiger Auslöser ist. Chronisches Schlafwandeln ist mit einer Kombination aus Medikamenten und Psychotherapie oft gut behandelbar. Auf Schlafmittel sollte hierbei nach Möglichkeit verzichtet werden, da bestimmte Medikamente wie Zolpidem sogar Schlafwandel ähnliche Zustände auslösen können. Besteht eine neurologische oder psychiatrische Erkrankung, muss diese zu allererst behandelt werden. Zu Verwechslungen können die REM-Schlaf-Verhaltensstörung und das Sundowning führen (siehe Kapitel 9.2 und 9.8).

### Angstvolles Hochschrecken aus Schlaf (Pavor Nocturnus)

Als Pavor Nocturnus (englisch: sleep terror) bezeichnet man ein plötzliches angstvolles Hochschrecken aus dem tiefen Schlaf mit gellendem Schrei und Anzeichen intensiver Furcht. Der Betroffene setzt sich im Bett auf, springt unter Umständen aus dem Bett und zeigt aufgeregte Verhaltensweisen. Häufig kommt es zu Schwitzen, Gänsehaut, beschleunigter Atem- und Pulsfrequenz. Traumberichte können in der Regel nicht bzw. nur ansatzweise wiedergegeben werden. Als Bettpartner sollte man gelassen reagieren, da die Betroffenen in diesem Zustand nicht auf Trost oder Zuspruch reagieren. Wichtig ist nur Verletzungen zu verhindern, meistens schlafen die Betroffenen nach wenigen Minuten wieder ein und erinnern sich am nächsten Tag nur selten an den Vorfall.

Am häufigsten tritt Pavor nocturnus im Kindersalter zwischen dem vierten und zwölften Lebensjahr auf. Im Erwachsenenalter ist Pavor nocturnus wesentlich seltener und tritt hier meistens im zweiten oder dritten Lebensjahrzehnt auf. Nach dem 40. Lebensjahr finden sich kaum Attacken. Eine familiäre Häufung von Pavor nocturnus ist sehr wahrscheinlich. Es wurde eine Häufung bei Verwandten ersten Grades (Eltern, Kinder, Geschwister) und zu einem geringen Prozentsatz auch zweiten Grades (Großeltern, Onkel, Tanten, Nichten, Neffen, Enkelkinder) festgestellt. Bei erstmaligem Auftreten im höheren Lebensalter sollte dringend ein Neurologe oder Psychiater aufgesucht werden, um andere Erkrankungen, wie z. B. eine Epilepsie ausschließen zu können. Ist dies nicht der Fall, kann bei ausgeprägtem Leidensdruck oder auch Verletzungsgefahr eine Verhaltenstherapie empfohlen werden. Werden Medikamente notwendig, kann neben Pflanzenheilmitteln (Baldrian, Hopfen) der Einsatz sedierender Antidepressiva, wie Trimipramin (Stangyl®, 25–100 mg) oder Mirtazapin (Remergil® 15–30 mg) hilfreich sein.

### 1.7.2 Störungen des Schlaf-Wach-Übergangs (Rhythmische Bewegungen im Schlaf, Sprechen im Schlaf)

Störungen des Schlaf-Wach-Übergangs beinhalten Einschlafzuckungen, rhythmische Bewegungen und das Sprechen im Schlaf. Diese Verhaltensweisen sind in der Regel nicht gefährlich, bis auf die Vermeidung von Verletzungen bei rhythmischen Bewegungen (z. B. des Kopfes), die zu Abschürfungen und Haarverlust durch mechanische Belastung führen können.

#### Einschlafzuckungen

Plötzliche kurze, nicht gleichzeitig auftretende Zuckungen der Muskeln von Armen, Beinen oder des Kopfes sind beim Einschlafen normal. Sie können mit elektrisierenden Gefühlen oder Lichtblitzen einhergehen. Eine Therapie ist nicht notwendig. Als Parasomnie im Sinne einer Krankheit spricht man erst dann, wenn die Zuckungen so häufig und schwer sind, dass sie zu Einschlafbeschwerden führen. Treten aber unvermittelt stärkere Muskelzuckungen nur an einer Körperseite beim Einschlafen auf, sollte ein Facharzt für Neurologie aufgesucht werden, da auch Krampfanfälle beim Übergang vom Wachen zum Schlafen auftreten können.

#### Sprechen im Schlaf (»Somniloquie«)

Manche Menschen neigen dazu, während des Schlafens zu sprechen. Meistens äußert sich die »Somniloquie« in Form undifferenzierter Laute. Die Sprachbildung kann aber auch so differenziert erfolgen, dass die Betroffenen längere, verständliche Monologe von sich geben. Begünstigt wird das Sprechen im Schlaf durch Fieber und Stress. Die Somniloquie geht oft mit anderen Parasomnien einher und tritt wohl familiär gehäuft auf. So sollen Männer mit REM-Schlafverhaltensstörung auch häufig zuvor im Schlaf gesprochen haben. Liegt eine Somniloquie allein vor, ist eine Therapie nicht notwendig. Meist kann das Sprechen im Schlaf durch den Abbau von Stress (z. B. durch Entspannungsverfahren) reduziert werden, auch Alkoholkonsum sollte vermieden werden, da er sich ungünstig auswirken kann.

## 1.7.3 REM-Schlafparasomnien (Albträume, REM-Schlaf-Verhaltensstörung)

REM-Schlaf-gebundene Parasomnien beinhalten neben den Albträumen, die sog. Schlaflähmungen und Verhaltensstörungen im REM-Schlaf, auf letztere wird ausführlich in Kapitel 9.8 eingegangen.

Bei der Schlaflähmung ist bei wachem Bewusstsein die Körpermuskulatur gelähmt, diese Zustände sind sehr ängstigend, können aber häufig durch Berührung des Bettpartners unterbrochen werden. Die Schlaflähmung ist gar nicht so selten und soll bei bis zu 6 % der Bevölkerung auftreten. Lebensbedrohlich ist die Schlaflähmung aber nicht, da das Herz und auch die Atmung nicht betrofffen sind. Sehr häufig tritt die Schlaflähmung bei der Narkolepsie auf. Bei dieser Erkrankung bestehen zusätzlich häufig Einschlafattacken tagsüber und der sog. Lachschlag, bei dem die Muskeln des Körpers, z. B. nach dem Hören eines Witzes, versagen und man zusammensackt. Die Schlaflähmung kann beim Einschlafen und beim Aufwachen auftreten und mit Trugbildern einhergehen. Bei ausgeprägtem Leidensdruck kann versucht werden, mit Venlafaxin (Trevilor®) oder Duloxetin (Cymbalta®) die Muskeltonusabsenkung im Schlaf abzumildern. Allerdings können diese Medikamente auch den Schlaf verschlechtern und bei Älteren das Auftreten einer REM-Schlaf-Verhaltensstörung begünstigen (siehe auch unter 9.8 und 9.9).

### Albträume

Träume mit sehr lebendigen, ängstigenden Inhalten (Albträume) werden die meisten von uns schon einmal erlebt haben. Diese Albträume treten in der Regel in den REM-Schlafphasen in der zweiten Nachthälfte auf und können zu einem ängstlichen Erwachen des Träumers führen. An die stark von unangenehmen Gefühlen begleiteten Trauminhalte kann man sich meist gut erinnern und empfindet diese nach dem Erwachen auch noch als sehr belastend. Typischerweise treten Albträume hauptsächlich im Kindes- und Jugendalter auf, doch können starke seelische Belastungen und Erlebnisse auch im höheren Erwachsenenalter den Trauminhalten eine düstere Färbung geben. So können sich ältere Menschen plötzlich wieder an sehr belastende Kindheitserlebnisse erinnern, die sie im Traum verfolgen. Eine ältere Dame erzählte uns zum Beispiel, dass Sie sich auf einmal wieder an Erschießungen von Jugendlichen durch Angehörige der roten Armee im Krieg in Berlin erinnere. Auch quälende Bilder des Anblickes von Vergewaltigungen durch Soldaten seien plötzlich wieder vor Ihrem inneren Auge aufgetaucht. Treten solche oder ähnlich belastende Albträume wiederholt auf, dann sollte man sich unbedingt psychotherapeutische Hilfe bei einem Arzt für Psychiatrie und Psychotherapie oder psychologischen Psychotherapeuten holen. Bei sehr quälenden Albträumen kann auch versucht werden, mit Venlafaxin (Trevilor®) oder Duloxetin (Cymbalta®) den Traumschlaf etwas zu unterdrücken.

### REM-Schlaf-Verhaltensstörung

Der REM-Schlaf ist das Schlafstadium, das durch schnelle Augenbewegungen (auf Englisch: Rapid Eye Movement, abgekürzt: REM) gekennzeichnet ist und aus dem wir uns nach Weckungen am meisten an Träume erinnern. Damit wir unsere Träume nicht ausleben, hat die Natur dafür gesorgt, dass die Muskeln unseres Körpers im REM-Schlaf erschlaffen. Genau diese Muskelerschlaffung im REM-Schlaf funktioniert bei der REM-Schlaf-Verhaltensstörung nicht mehr (Näheres siehe Kapitel 9.8 und 9.9).

# 2 Wer behandelt in der Regel Schlafstörungen?

Herr C., 68 Jahre alt, klagt seit Jahren über unerholsamen Schlaf und Müdigkeit am Tage, die mittlerweile dazu geführt hat, dass er öfters nachmittags beim Fernsehen einschläft und laut schnarcht. Er schiebt das auf die Bluthochdruckmedikation, die ihm sein Hausarzt vor mehreren Jahren verordnet hat. Seine Frau klagt auch über Müdigkeit am Tage, hat jedoch einen ganz anderen Grund für ihre Müdigkeit: Sie wird vom Schnarchen Ihres Mannes Nacht für Nacht geweckt. Oft ist Frau C. beunruhigt, da sie bei den Atempausen Ihres Mannes mitzählt, bis die Atmung wieder einsetzt, was ihr das Wiedereinschlafen nicht gerade erleichtert. Erst als Frau C. damit droht, aus dem gemeinsamen Schlafzimmer auszuziehen, erklärt sich Herr C. bereit, mit ihr zusammen beim Hausarzt über das Schnarchen und die von ihr beobachteten nächtlichen Atempausen zu sprechen. Mithilfe einer Überweisung zum Internisten kann dann eine ambulante Untersuchung mit einem kleinen Messgerät stattfinden, welches Frau C. ihrem Mann vor dem Schlafengehen hilft anzulegen. Bei der anschließenden Auswertung kommt heraus, dass Herr C. durch die Atempausen nachts nicht genug Sauerstoff bekommt. Es wird die Diagnose Schlaf-Apnoe-Syndrom gestellt und Herr C. bekommt eine spezielle Atemmaske angepasst. Diese sorgt dafür, dass die Atemwege in der Nacht offen bleiben, sodass Herr C. nicht mehr schnarcht und keine Atempausen mehr entstehen. Schon nach kurzer Zeit fühlt er sich am Morgen viel erholter und schläft nicht mehr vor dem Fernseher ein. Auch der Blutdruck normalisiert sich zunehmend wieder. Der Internist hat ihm erklärt, dass der Bluthochdruck ebenfalls durch das Apnoe-Syndrom hervorgerufen wurde.

Wie Sie an obigem Beispiel sehen, ist Schlafstörung nämlich nicht gleich Schlafstörung, so können verschiedene Erkrankungen, wie Bluthochdruck und Schlaf-Apnoe-Syndrom mit einer Störung des Schlafes zusammenhängen. Deshalb sind immer ein eingehendes Abfragen der Schlafgewohnheiten und eine gründliche ärztliche Diagnostik notwendig. In den folgenden Kapiteln werden wir auf verschiedene Ursachen und Faktoren eingehen, die Schlafstörungen begünstigen bzw. (mit-) verursachen können. Zu diesem Zwecke ist es sinnvoll, zunächst Ihren Hausarzt zu konsultieren, da dieser Sie am besten kennt. Wichtig ist, dass Sie auch offen mit Ihrem Hausarzt über Ihre Schlafprobleme sprechen (wir wissen, dass es viele nicht tun!). Als Hilfestellung könnten Sie eine Woche vor dem Arztbesuch regelmäßig das im Anhang abgebildete Schlaftagebuch ausfüllen. Mit dem Schlaftagebuch wird es ihrem Hausarzt leichter fallen, wichtige Informationen über die Ursachen Ihrer Schlafstörung zu gewinnen. Zum Beispiel kann er Hinweise darauf bekommen,

- wie häufig Sie schlecht schlafen,
- welche freiverkäuflichen Medikamente sie einnehmen.

Mithilfe dieser Informationen und der Kenntnis Ihrer Krankengeschichte kann der Hausarzt nun entscheiden, ob bzw. welche körperlichen und/oder seelischen Probleme an der Verursachung Ihrer Schlafstörung beteiligt sind. Möglicherweise stellt sich im Gespräch heraus, dass es sich bei der Schlafstörung wahrscheinlich um eine vorübergehende Reaktion auf ein belastendes Ereignis handelt, was Sie vielleicht selbst gar nicht in Beziehung mit der Schlafstörung bringen. Besteht die Schlafstörung jedoch über längere Zeit, also länger als einen Monat, und führt zu Leistungseinbußen oder vermindert Ihr Wohlergehen, sollten die seelischen und körperlichen Ursachen genauer untersucht werden. Die Untersuchung wird je nach Krankengeschichte individuell unterschiedlich ausfallen. Schwerwiegendere Erkrankungen kann der Hausarzt oft schon mit einer eingehenden Blutuntersuchung ausschließen. Der Internist kann z. B. bei Übergewichtigen ambulant mit einem kleinen Messgerät eine nächtliche Störung der Atmung ausschließen. In anderen Fällen kann eine Überweisung an ein schlafmedizinisches Labor sinnvoll sein. Dort können Ursachen von Schlafstörungen ganz genau analysiert werden. Möglicherweise werden Sie dazu aufgefordert, bei der Diagnostik mitzuhelfen, indem Sie über einen kurzen Zeitraum Ihre Schlafgewohnheiten mithilfe eines ausführlichen Fragebogens dokumentieren (vgl. Schlaftagebuch im Anhang). Sollten Sie eine Überweisung ins Schlaflabor erhalten, seien Sie bitte nicht enttäuscht, wenn Sie in der ersten Nacht im Schlaflabor unerwartet besser schlafen als zuhause. Das ist garnicht so selten, möglicherweise liegt es daran, dass Sie so erleichtert sind, dass man Ihnen nun endlich helfen wird. Bei der Untersuchung im Schlaflabor werden dann verschiedene Sensoren (Elektroden) an den Körper geklebt werden, die es möglich machen, die Hirn- und Muskelaktivität, Beinbewegungen sowie Herz- und Atmungsfunktionen während des Schlafens auf einem Computer aufzuzeichnen (siehe Kapitel 1.1). Auf die Art können viele Ursachen von Schlafstörungen abgeklärt werden.

Ist die Diagnostik abgeschlossen und hat man die Ursachen für die Schlafstörung bzw. Faktoren, welche die Schlafstörung mit beeinflussen, gefunden, kann eine individuell angepasste Behandlung erfolgen. Diese richtet sich nach den Ursachen und erfolgt dementsprechend generell bei den für die jeweiligen Bereiche ausgebildeten Spezialisten. Dabei kann es sich um das (Wieder-)Erlernen »richtigen« Schlafens, um das Tragen einer speziellen »Atemmaske« in der Nacht oder auch um die richtige medikamentöse Behandlung von unruhigen Beinen im Schlaf handeln. In den nächsten Kapiteln werden wir im Rahmen des jeweiligen Themas auch über die entsprechenden Behandlungsmöglichkeiten informieren. Zur Behandlung gehören jedoch natürlich auch Sie! Die verschiedenen Spezialisten können Sie natürlich in der Behandlung wesentlich unterstützen. Ihr Umgang mit sich selbst, mit Ihrer Gesundheit und mit Ihrem Schlaf spielt jedoch eine entscheidende Rolle! Bei diesem – Ihrem Umgang – mit der Schlafstörung hoffen wir, Ihnen mit dem vorliegenden Ratgeber eine Hilfestellung geben zu können. Wir geben Ihnen einige Tipps und Tricks an die Hand, mit denen Sie zur Verbesserung Ihres Schlafes beitragen können. Außerdem finden Sie im Anhang Adressen über Schlaflabore und Selbsthilfegruppen, bei denen Sie weitere Informationen und Unterstützung erhalten können.

# 3 Beeinflusst schlechter Schlaf die Gesundheit?

Wir alle wissen, wie angenehm eine »Mütze voll Schlaf« ist. Schlaf trägt offenbar zu unserem Wohlbefinden bei. Dem Schlaf werden im Volksmund aber auch darüber hinausgehende, z. B. heilsame Qualitäten zugeschrieben: So raten wir Menschen, die sich krank fühlen, sich mal »gesund zu schlafen« oder Menschen, die über eine Entscheidung unschlüssig sind, erst mal »eine Nacht darüber zu schlafen«. Inwiefern beeinflusst der Schlaf nun wirklich unser Wohlergehen und unsere Gesundheit? Wie viel Wahrheit steckt tatsächlich hinter solchen Ratschlägen?

Jeder kennt aus eigener Erfahrung die Auswirkungen einer oder mehrerer schlafloser Nächte. Was uns zunächst an kurzfristigen Effekten auffällt, sind Müdigkeit, Gereiztheit oder Stimmungsschwankungen, Konzentrationsprobleme, Schwierigkeiten mit dem Kurzzeitgedächtnis und/oder eine verminderte Fähigkeit unseren Alltag zu planen. Dies sind Effekte, die zunächst v. a. unser aktuelles Wohlergehen und/oder unsere aktuelle Leistungsfähigkeit verschlechtern. An sich sind diese Dinge jedoch nicht gefährlich, wenn die Schlafstörungen nur ab und an beispielsweise im Rahmen von krisenhaften Umständen auftreten. Gefährlich können sie natürlich durch ihre Begleiterscheinungen werden: Beispielsweise kann die verminderte Konzentrationsfähigkeit zu Autounfällen oder Unfällen bei der Arbeit mit Maschinen führen. Tatsächlich schätzen Experten, dass jährlich mehr Unfälle durch starke Müdigkeit als durch Alkohol hinterm Steuer geschehen. Doch von solchen Begleitfolgen abgesehen sind die kurzfristigen Effekte von Schlafmangel per se nicht grundsätzlich unserer Gesundheit abträglich, solange der Schlaf sich nach kurzer Zeit wieder normalisiert. In diesem Kapitel soll es uns daher v. a. um solche gesundheitlichen Folgeerscheinungen gehen, die durch längeranhaltende Schlafstörungen entstehen können.

Im Gegensatz zu der heute noch immer gelegentlich anzutreffenden Meinung, im Schlaf werde der Körper und das Gehirn quasi abgeschaltet, wissen wir heute, dass unsere Nervenzellen im Gehirn durchaus auch im

Schlaf sehr aktiv sind. Einige körperliche Funktionen werden im Schlaf zwar tatsächlich reduziert, aber im Gehirn selbst finden viele Verarbeitungsprozesse statt. Im Schlaf wird der größte Anteil des Wachstumshormons freigesetzt und speziell im NONREM Schlaf werden neue Nervenzellen in Bereichen des Gehirns (Hippocampus) gebildet, die mit Lernen und Abrufen von Gedächtnisinhalten zu tun haben. Auch unser Immunsystem scheint den Schlaf zu brauchen, so führt Fieber zu mehr Schlaf. Chronische Schlafprobleme können somit unsere Gesundheit durchaus beeinträchtigen. Wenn wir uns nun die Folgen von Schlafstörungen für die Gesundheit anschauen wollen, müssen wir jedoch bedenken, dass es Wechselwirkungen zwischen Erkrankungen und Schlafstörungen im Alter gibt. Über den Einfluss körperlicher und seelischer Erkrankungen, bestimmter Lebensgestaltung (beispielsweise Konsum von Alkohol oder Medikamenten), Einflussfaktoren wie Atempausen und unruhige Beine auf den Schlaf wird in den entsprechenden Kapiteln dieses Ratgebers eingegangen. Da die Wechselwirkungen meist vielseitig und komplex sind, wollen wir den Fokus in diesem Kapitel speziell auf die Perspektive der Folgen von Schlafstörungen legen, d. h. wir vergessen die Wechselseitigkeit nur für einen kurzen Moment und schauen uns den Weg von der Schlafstörung hin zu den gesundheitlichen Auswirkungen an.

## 3.1 Verminderung der Lebensqualität und Zunahme an Stress

Sowohl kurzfristige als auch chronische Schlafstörungen beeinträchtigen unser allgemeines Wohlbefinden, unsere Lebensqualität. Wenn wir uns müde und abgeschlagen fühlen, nehmen wir die Welt anders wahr, als wenn wir uns fit und ausgeruht fühlen und reagieren auch entsprechend anders auf die Dinge, die uns am Tage begegnen. Vielleicht sind wir in schlechterer Stimmung und die Welt kommt uns grauer und trostloser vor, als gewohnt. Möglicherweise haben wir vor Müdigkeit weniger Lust Freunde zu treffen und ziehen uns sozial zurück. Die durch den Schlafmangel verursachten Störungen der Konzentration und des Antriebs können uns die Welt auch stressreicher erleben lassen: Man braucht länger, um Aufgaben zu erledigen, verschiebt sie vielleicht gleich auf später, sodass sie sich irgendwann stapeln. Oder wir reagieren gereizter auf Dinge, die uns sonst eher kalt lassen würden und sind nervöser. Alles ist anstrengender. Stress wiederum ist ja bekanntlich ein Risikofaktor auch für unsere körperliche Gesundheit, sodass der durch Schlafmangel verursachte Stress natürlich einen Risikofaktor für alle anderen durch Stress auslösbaren Erkrankungen darstellt. Durch verstärkte Anspannung der Muskulatur kann z. B. Stress zu Kopf- und Rückenschmerzen beitragen, aber auch über vegetative Reaktionen zu Herz-Kreislaufstörungen, Magenschmerzen, Schwächungen des Immunsystems, erhöhtem Blutdruck oder sexuellen Funktionsstörungen führen.

## 3.2 Herz-Kreislauferkrankungen

Nicht nur unser Schlafen und Wachen, sondern auch unsere Herzfrequenz und der Blutdruck haben Ihre eigene Rhythmik. So ist der Blutdruck um 3.00 Uhr morgens und am frühen Nachmittag am niedrigsten. Diesen Rhythmus können wir durch verschiedene Faktoren beeinflussen, so z. B. durch den Zeitpunkt und die Art der aufgenommenen Nahrung, Nikotin, Koffein sowie auch durch körperliche und/oder geistige Aktivität. Während des NONREM-Schlafes sinken die Herzfrequenz wie auch der Blutdruck stark ab, um dann im REM-Schlaf wieder anzusteigen. Diese rhythmischen Veränderungen von Blutdruck und Puls während des Schlafes scheinen sehr wichtig zu sein. So konnte in einer Untersuchung gezeigt werden, dass Frauen, die 5 oder weniger Stunden schliefen, ein doppelt so hohes Risiko für Bluthochdruck hatten als Frauen, die mindestens 7 Stunden pro Nacht schliefen. Chronischer Bluthochdruck seinerseits stellt wiederum einen Risikofaktor für weitere Herzkreislauferkrankungen dar. Neben dem Schlafmangel können auch die verstärkt im Alter im Schlaf auftretenden Reduzierungen des Blutsauerstoffgehaltes beim Schlaf-Apnoe-Syndrom gravierende Auswirkungen auf unser Herz-Kreislaufsystem haben. Beim Schlaf-Apnoe-Syndrom kommt es beim Einatmen zu einem Kollabieren der Atemwege, sodass der Sauerstoffgehalt im Blut wiederholt abfällt. Kompensatorisch steigt der nächtliche Blutdruck an, da der Körper verzweifelt versucht, gegen das Sauerstoffdefizit anzukämpfen. Langfristig erhöht dies wiederum das Risiko für einen Bluthochdruck am Tage, der seinerseits dann das Risiko für einen Herzinfarkt und/oder Schlaganfall erhöhen kann (vgl. Kapitel 7). Einer der Hauptverursacher der Schlaf-Apnoe im Alter ist das zunehmende Übergewicht, welches in erster Linie durch eine nicht ausreichende körperliche Aktivität zusammen mit zu reichlicher Ernährung verursacht wird. Sie sehen, wie komplex die Entstehung von Schlafstörungen sein kann. So kann allein eine Abnahme der körperlichen Aktivität im Alter von ca. 45 Jahren unter Beibehaltung der Ernährungsgewohnheiten ca. 10–15 Jahre später zur Entwicklung einer Schlaf-Apnoe bedingten Störung des Schlafes mit erheblichen gesundheitlichen Risiken führen.

## 3.3 Übergewicht und Stoffwechselerkrankungen

Auch der Stoffwechsel im Körper unterliegt einem typischen Tag-/Nachtrhythmus und wird v. a. hormonell gesteuert. So führt eine Beschränkung der Schlafzeit auf 4 Stunden bei gesunden jungen Männern zu einer Erhöhung der Blutzuckerkonzentration und zu verstärkter abendlicher Freisetzung des Stresshormons Kortisol. Die Blutwerte ähneln dann denen älterer Menschen mit beginnender Zuckerkrankheit, normalisieren sich aber wieder nach ein paar Tagen ausreichendem Schlaf. Zu wenig Schlaf kann auch den Appetit fördern, denn Schlafentzug erhöht die Spiegel des Hormons Ghrelin und erniedrigt gleichzeitig die Spiegel des Hormons Leptin. Ghrelin wird beim Essen im Magen freigesetzt und fördert die Aufnahme von Kohlehydraten und hemmt die Fettverbrennung. Leptin wird von den Fettzellen des Körpers freigesetzt und informiert unsere Nervenzellen im Gehirn über die Menge unseres Körperfettes. Wenn wir zuwenig schlafen, sinken unsere Leptinspiegel, folglich erhält unser Gehirn die falsche Information, dass wir eher zu dünn sind. In der Folge essen wir möglicherweise mehr. Dies könnte erklären, warum z. B. im Schichtdienst arbeitende Krankenschwestern eher zu Übergewicht neigen. Wenn Sie also zu denjenigen Menschen gehören, die spät abends oder nachts gern zum Kühlschrank schleichen, um sich eine Kleinigkeit zu gönnen, so liegt das möglicherweise auch an der durch eine chronische Schlafstörung verursachten Schwankung der zur Appetitregelung zuständigen Hormone. Neben den »Streicheleinheiten für die Seele«, die ein solcher Mitternachtssnack bieten kann, haben einige Lebensmittel auch tatsächlich eine schlaffördernde Wirkung auf den Körper (vgl. Kapitel 11 Schlaf und Ernährung). Es ist jedoch dennoch Vorsicht geboten beim nächtlichen Naschen, denn das Verdauungssystem reduziert seine Aktivität zur Nachtzeit, sodass keine schwere Mahlzeiten am späten Abend mehr verzehrt werden sollten! Und das hat folgenden Grund:

Das Wachstumshormon, welches wie schon der Name verrät v. a. für den Zellaufbau und die Regeneration von Bedeutung ist, wird hautsächlich während des Schlafes in großen Mengen ausgeschüttet. Es hat also eine besonders wichtige Funktion, die es zum größten Teil nur in der Nacht erfüllen kann und greift außerdem auch in Alterungsprozesse, aber z. B. auch in die Steuerung des Immunsystems (s. u.) ein. Das Wachstumshormon braucht für seine Arbeit jedoch natürlich Energie. Diese nimmt es aus den Fettzellen des Körpers. Nachts kommt das Wachstumshormon bei ausgewogener Ernährung auch gut an die Reserven der Fettzellen, da durch den Ruhezustand des Verdauungssystems die Insulinwerte sowie die Blutzucker- und Blutfettwerte sinken. Das Insulin hält nämlich das Fett bei hohen Werten quasi im Fettgewebe fest, sodass das Wachstumshormon nicht auf die Fettzellen zugreifen kann. Ein üppiges Abendmahl oder eine Tafel Schokolade vor dem Schlafgehen können also die Arbeit des Wachstumshormons beeinträchtigen und die Gewichtszunahme fördern, da das Fett vom Insulin gespeichert und nicht zur Energiegewinnung verbrannt wird. Überschriften wie »Abnehmen im Schlaf« oder »Die Schlafdiät«, die Sie heute in vielen Zeitschriften finden, haben also zumindest einen Kern Wahrheit: Wenn Sie ernsthaft Gewicht verlieren wollen, ist es natürlich nicht mit weniger schweren Mahlzeiten am Abend getan, aber sie können das Abnehmen sicherlich auf diese Weise unterstützen.

Die Auswirkungen der Schlafstörungen und des nächtlichen Naschens auf das Insulin sind jedoch nicht nur unter dem Aspekt der Regeneration und des Übergewichts bedeutsam. Studien haben gezeigt, dass chronische Schlafstörungen auch zu einer sog. Insulin-Resistenz führen können. Eine Insulin-Resistenz zeichnet sich dadurch aus, dass die Körperzellen die Information des Insulins nicht mehr richtig verstehen. Das ist problematisch, denn Insulin fördert nicht nur die Fettabspeicherung im Gewebe, sondern sorgt auch dafür, dass der Zucker aus dem Blut im Körper aufgenommen wird. Zucker ist ja der wichtigste Energielieferant für unseren Körper. Wenn wir z. B. durch Nahrung Stoffe aufnehmen, die letztlich zu den Zuckern abgebaut werden, die der Körper braucht, ist das nur die halbe Miete. Der Körper kann nämlich nicht einfach auf den Zucker im Blut zugreifen, das können nämlich nur die Nervenzellen im Gehirn und die roten Blutkörperchen. Der Rest des Körpers ist quasi auf das Insulin angewiesen, um an den Zucker aus dem Blut heranzukommen. Durch Schlafstörungen kann nun eine solche verminderte

Ansprechbarkeit des Körpers auf das Insulin gefördert werden. Wie oben eingangs bereits erwähnt, erhöht Schlafentzug die Blutzuckerspiegel und verringert die Ansprechbarkeit auf Insulin um bis 25 %. Anders ausgedrückt braucht der Körper nach Schlafentzug bis zu 40 % mehr Zeit, um den nach einer Mahlzeit erhöhten Blutzucker wieder zu normalisieren. Wenn der Körper nun weniger stark auf das Insulin reagiert, ist das zum einen für seine Energieversorgung ungünstig, zum anderen kann der erhöhte Zucker zu Veränderungen an den Blutgefäßen beitragen, die wiederum die Entstehung von Blutgerinnseln (Thromben) in den Gefäßen beschleunigen. Letztendlich kann so eine Störung des Schlafes zusammen mit Übergewicht auch zur Entwicklung eines andauernd erhöhten Blutzuckerspiegels beim »Diabetes mellitus«, auch als Typ-2-Diabetes bezeichnet, beitragen. Aber es soll nicht der Eindruck entstehen, dass Kohlehydrate und der daraus gewonnene Zucker für den Schlaf-/Wachrhythmus grundsätzlich problematisch sind. Sie können Kohlehydrate auch gezielt zur Stabilisierung des Schlaf-/Wachrhythmus im Alter einsetzen. Wenn Sie zum Beispiel die Neigung haben, immer zu früh zu Bett zu gehen, so kann ein kohlehydratreiches Frühstück und Mittagessen durchaus dazu beitragen, dass es Ihnen leichter fällt, abends wach zu bleiben (siehe Kapitel 11 Schlaf und Ernährung). Eine solche Kost kann Herz und Kreislauf aktivieren und die Ausschüttung des Schlafhormons Melatonin verzögern.

## 3.4 Schmerzempfindlichkeit

Dass Schmerzen und Schlafen miteinander zu tun haben, verwundert nicht. Gerade Ältere, von denen mehr als die Hälfte unter chronischen Schmerzen leidet, wissen nur zu gut, dass man mit Schmerzen nicht gut schlafen kann und sich dann morgens wie gerädert fühlt. Aber nicht nur Schlafen und Wachen, sondern auch die Schmerzempfindlichkeit unterliegt tageszeitlichen Schwankungen oder in unserer Fachsprache ausgedrückt einer zirkadianen Rhythmik. Dies ist sehr gut für Zahnschmerzen belegt, die in den frühen Morgenstunden am schlimmsten und gegen 16.00 Uhr als am wenigsten belastend erlebt werden. Die Gelenksteifigkeit und die Schmerzen bei Rheuma hingegen sind morgens am schlimmsten und bessern sich tagsüber durch Bewegung. Schmerzen durch Gelenksverschleiß bei Arthrose wiederum werden durch die Beanspruchung am Tage stärker und sind folglich abends am belastensten. Schlafmangel seinerseits kann zu einer Verstärkung der Schmerzempfindung beitragen (siehe dazu Kapitel 4.1 fortfolgende zum Thema Schmerzen).

## 3.5 Gedächtnis

Seit längerem wissen wir, dass erholsamer Schlaf von enormer Bedeutung für eine gute Gedächtnisleistung ist. Schon nach 1 bis 2 Nächten ohne ordentlichen Schlaf haben wir Schwierigkeiten, uns etwas zu merken, wenn z. B. ein Anruf oder eine Frage uns bei einer begonnenen Arbeit unterbricht.

Das ist nicht verwunderlich, da unsere Nervenzellen im Gehirn nachts das tags zuvor Erlebte weiterverarbeiten und abspeichern. Vielleicht in Analogie zu einem Computer könnte man sagen, tagsüber wird die Information im Arbeitsspeicher (Hippocampus) zwischengespeichert, um dann vor dem Ausschalten des Computers auf der Festplatte (in anderen Bereichen des Gehirns) endgültig abgespeichert zu werden. Im Schlaf sprechen dazu unsere Nervenzellen verstärkt untereinander, und es werden gerade für die Gedächtnisbildung notwendige neue Nervenzellen in der Region des Gehirns (Hippocampus) gebildet, die uns wie eine Bibliothekarin den Zugriff (das Erinnern) ermöglichen, wenn wir gerade an etwas Bestimmtes denken wollen. Wenn wir nachts schlecht schlafen, fehlt den Nervenzellen diese Möglichkeit, denn sie können tagsüber schlecht neue Nervenzellen bilden, während sie gleichzeitig mit anderen Nervenzellen an aktuellen Aufgaben arbeiten. Wir würden ja auch nicht auf die Idee kommen, unsere Autoreifen während der Fahrt zu wechseln. So wird verständlich, dass auch ein Nickerchen nach einer Lernaufgabe die Wiedergabe des eben Gelernten verbessern kann.

## 3.6 Immunsystem

Unser Immunsystem ist jeden Tag vielen verschiedenen Einflüssen ausgesetzt, muss auf neue Fremdkörper reagieren und Antikörper produzieren. Dem Gehirn ähnlich ist es tagsüber so vielen Reizen ausgesetzt und mit so vielen Aufgaben beschäftigt, dass es v. a. auch die Nacht nutzt, um die neuen Informationen über verschiedene Fremdkörper vertiefend zu speichern und sich mit der Produktion von Antikörpern gegen diese zu stärken. Entsprechend erleben wir auch verstärkte Müdigkeit bzw. ein verstärktes Schlafbedürfnis, wenn wir an einer Grippe oder anderen entzündlichen und infektiösen Prozessen leiden. Das Sprichwort »Schlaf dich mal gesund!« kommt also nicht von ungefähr. Die genauen Mechanismen, mit denen der Schlaf zur Stärkung des Immunsystems beiträgt, sind aktuell noch Gegenstand der Forschung. Es existieren widersprüchliche Befunde dazu, ob Schlafmangel tatsächlich die Bildung von Antikörpern oder die Aktivität von Killerzellen beeinträchtigt. Im Großen und Ganzen scheint chronischer Schlafmangel zu vermehrter Infektanfälligkeit zu führen. In einer Studie ließ sich dieser Zusammenhang experimentell nachweisen: Gesunde Studenten wurden in einer Untersuchung gegen Hepatitis A geimpft, die Hälfte der Studenten wurde danach künstlich am Schlafen gehindert, die andere Hälfte nicht. Diejenigen, die schlafen durften, hatten nach 4 Tagen einen deutlich höheren Schutz (sprich mehr Antikörper) ausgebildet als diejenigen, die am Schlafen gehindert worden waren.

## 3.7 Seelische Erkrankungen

Aus eigener Erfahrung wissen wir nur zu gut, wie sehr Probleme und die dazu gehörenden Sorgen an der Erholsamkeit unseres Schlafes nagen können. So leiden Menschen mit Angsterkrankungen, Depressionen und auch Alkoholabhängigkeit sehr oft unter Schlafstörungen. An dieser Stelle wollen wir speziell auf die Altersdepression und die Abhängigkeit eingehen, da die erste häufig nicht erkannt und die zweite häufig verschwiegen wird.

### 3.7.1 Depression

Besonders ältere Menschen mit Depressionen leiden sehr oft unter Ein- und Durchschlafstörungen mit Früherwachen. Daher benötigen die Betroffenen mehr als eine halbe Stunde zum Einschlafen, grübeln nachts und erwachen morgens schon sorgenvoll vor dem Weckerklingeln. Sich selbst schätzen die Betroffenen häufig nicht als depressiv ein, da sie sich nicht richtig traurig fühlen und öfter auch reizbar sind. Da zusätzlich Schmerzen, Schwindelgefühle und erhöhte Vergesslichkeit nicht selten sind, wird dies ~~eher mit einer~~ körperlichen Erkrankung oder allgemein mit dem Alter an sich in Verbindung gebracht. Sollten die beschriebenen Symptome auch auf Sie zu treffen, lassen Sie sich unbedingt einen Termin bei Ihrem Arzt geben und sprechen Sie mit Ihm über diese Symptome. Haben sie Zweifel, füllen Sie bitte im Anhang noch den Selbstbeurteilungsbogen zur Erkennung der Altersdepression aus. Erreichen Sie in dem Fragebogen mehr als 6 Punkte, haben Sie sehr wahrscheinlich eine Depression.

### 3.7.2 Abhängigkeit

Wir wisssen, dass Menschen mit Schlafstörungen ein erhöhtes Risiko haben, eine Suchterkrankung zu entwickeln. Dazu passend geben Freunde und Bekannte gar nicht selten den gut gemeinten Ratschlag, seine Sorgen und die damit verbundenen Schlafstörungen mit Alkohol zu kurieren/«zu ertränken«. Selbstverständlich wirkt Alkohol entspannend und kann auch das Einschlafen fördern. Aber regelmäßiger Gebrauch führt zu einer Verschlechterung des Schlafes in der zweiten Nachthälfte und es kommt mit dem Absinken des Alkoholspiegels zu Unruhe und vermehrtem Schwitzen. Zwangsläufig verliert der Alkohol mit der Zeit auch seine beruhigende Wirkung und aus einem werden zwei, dann drei und schließlich vier Gläschen, um die nötige »Bettschwere« zu erreichen. Sollten Sie beim Lesen der Zeilen feststellen, dass auch Sie immer mehr Alkohol trinken, um nachts schlafen zu können, dann sollten Sie sich bitte nicht dafür schämen und unbedingt mit Ihrem Arzt über das weitere Vorgehen sprechen. Ein abruptes Absetzen des Alkohols sollte ebenfalls nicht ohne ärztliche Rücksprache erfolgen, da andernfalls auch Unruhe und Verwirrtheit als Alkoholentzugssymptomatik auftreten können. Abschließend sei noch angemerkt, dass Menschen, die alkoholabhängig waren, oft noch über Jahre sehr schlecht schlafen, sodass neben den unter Punkt 10 aufgeführten Maßnahmen zur Verbesserung des Schlafes auch die Verordnung eines nicht abhängig machenden sedierenden Antidepressivums, wie Trimipramin (Stangyl® 50–150 mg, Einnahme 20.00 Uhr), sinnvoll sein kann.

Wir haben in diesem Kapitel gesehen, dass der Schlaf zwar auf den ersten Blick ein passiver Zustand des Körpers zu sein scheint, dass aber bei genauerem Hinsehen sogar sehr viele wichtige Prozesse und Funktionen während des Schlafes in unserem Gehirn und Körper stattfinden. Wir haben gesehen, dass eine Störung des Schlafes deshalb auch zwangsläufig zu einer Störung der während des Schlafes stattfindenden Prozesse führt, deren Auswirkungen auf die Gesundheit aber sehr vielfältig sein können. Wir hoffen, dass wir Ihnen dabei verdeutlichen konnten, dass Schlafstörungen selbst oft nur ein Faktor unter vielen sind, die im Langzeitverlauf unsere körperliche und seelische Gesundheit nachhaltig beeinflussen können. Dies soll Sie aber nicht entmutigen, daran zu arbeiten, Ihren Schlaf zu verbessern. In den folgenden Kapiteln finden Sie dazu Informationen, über den Einfluss bestimmter Erkrankungen auf den Schlaf und deren Therapiemöglichkeiten. In Kapitel 10 des Ratgebers sind grundlegende Tipps und Hilfestellungen aufgeführt, die Ihnen helfen sollen, Ihren Schlaf nachhaltig zu verbessern. Am Schluss des Buches finden Sie Adressen von Institutionen und Personen, an die Sie oder Ihr zu betreuender Angehöriger sich wenden kann, wenn eine weiterführende Beratung/Untersuchung/Therapie wegen der Schlafstörungen notwendig erscheint.

# 4 Einfluss körperlicher Erkrankungen auf den Schlaf

Nicht nur seelische, sondern auch körperliche Erkrankungen sind häufige Auslöser für gestörten Schlaf. Nicht immer ist dem Betroffenen selbst bewusst, dass überhaupt eine körperliche Erkrankung vorliegt, vor allem, wenn es außer der Schlafstörung keine merklichen Symptome gibt. Eine gründliche allgemeinärztliche Untersuchung ist daher bei allen Patienten mit Schlafstörung notwendig. Besonders im höheren Lebensalter werden Schlafstörungen durch verschiedene körperliche Erkrankungen hervorgerufen, von denen hier nur die häufigsten vorgestellt werden sollen.

- Schmerzen
- Rheuma
- Herzerkrankungen
- hormonelle Störungen (z. B. in den Wechseljahren)
- Schlaganfall
- Atemwegserkrankungen (Asthma & Apnoe-Syndrom)
- Degenerative Erkrankungen (Alzheimer Demenz, Parkinson)
- Restless Legs Syndrom
- Niereninsuffizienz

## 4.1 Schmerzen

60 bis 80 % unserer älteren Mitbürger leiden an chronischen Schmerzen und Schmerzen sind wiederum die häufigste körperliche Ursache für Schlafstörungen im Alter. Umgekehrt klagen bis zu 90 % der Schmerzpatienten über regelmäßige Schlafstörungen, wobei sich Schmerzen und Schlafstörungen gegenseitig aufrechterhalten. Das ist nicht verwunderlich, da die Schmerzempfindlichkeit auch einer zirkadianen Rhythmik unterliegt. Dies ist gut für Zahnschmerzen belegt, die nachts am stärksten und nachmittags am wenigsten belastend erlebt werden. Das bedeutet, dass unsere innere biologische Uhr in einem bestimmten Rhythmus mal weniger und mal mehr körpereigene Schmerzmittel (Endorphine) frei-

setzt. Zusätzlich zu dieser Rhythmizität der Schmerzwahrnehmung verstärkt ein gestörter Schlaf noch die Schmerzempfindlichkeit. Aus diesem Grunde sollten Schmerz und Schlafstörung beide gleichzeitig ausreichend behandelt werden, denn ein guter Schlaf kann ebenso schmerzhemmend wirken, wie eine Tablette Paracetamol oder Diclofenac.

## 4.2 Kopfschmerzen

Vor allem Menschen mit Migräne und Spannungskopfschmerz und chronischem Kopfschmerz am Tage leiden häufig unter Schlafstörungen. Hierbei sollte als erstes geklärt werden, ob die Schlafstörungen Ursache oder Folge des Kopfschmerzes sind. So wird z. B. ein beidseitiger morgendlicher Kopfschmerz ohne Übelkeit häufig durch ein Apnoe-Syndrom ausgelöst. Dieser Schlaf-Apnoe-Kopfschmerz kann wiederum relativ unkompliziert durch das Tragen einer Atemmaske während des Schlafes »mit-therapiert« werden.

Beim Migränekopfschmerz wiederum kann sich das Schlafhormon Melatonin positiv auf den Schlaf und die Häufigkeit der Migräneanfälle auswirken. Zusätzlich sollte bei Migräne, wie auch bei anderen Schlafstörungen auf exzessiven Sport am Abend verzichtet werden. Der vor allem bei Männern vorkommende Cluster-Kopfschmerz mit plötzlichen und äußerst heftigen Kopfschmerzattacken soll unter anderem ebenfalls auf Melatonineinnahme ansprechen. Eine weitere Form von schlafgebundenen Kopfschmerzen ist der bei über 60-Jährigen auftretende schlafgebundene Kopfschmerz (»Hypinc Headache«). Die Mehrzahl der Betroffenen erwacht nachts beim Übergang des ersten Schlafzyklus in den REM-Schlaf mit Kopfschmerzen. Auch bei diesem Kopfschmerztyp kann ein Therapieversuch mit Melatonin hilfreich sein. Wichtig ist dabei aber, dass Melatonin immer zur gleichen Uhrzeit um 20.00 Uhr eingenommen wird. In Deutschland ist nur ein retardiertes Melatonin (Circadin®) ab dem 55. Lebensjahr zugelassen (2 mg kosten ca. 1,25 € pro Tag), ein nicht retardiertes Melatonin kann nur über Privatrezept über die internationale Apotheke bezogen werden (3 mg kosten ca. 40 Cent pro Tag), alternativ ist es in den USA im Supermarkt sehr günstig erhältlich. Grundsätzlich sollten Menschen, die zu Kopfschmerzen neigen, zusätzlich auf einen stabilen Schlaf-/Wachrhythmus mit ausreichendem Schlaf achten. In vielen Fällen kann durch diese Maßnahme alleine schon die Häufigkeit und Dauer der Kopfschmerzen gesenkt werden.

## 4.3 Rückenschmerzen

50 bis 60% der deutschen Männer und Frauen leiden unter Kreuz- bzw. Rückenschmerzen. Rückenschmerzen wiederum führen in der Regel zu einer Verschlechterung der Schlafqualität, da wir uns auch im Schlaf bis zu 30-mal in der Nacht bewegen. Diese Bewegungen im Schlaf sind schmerzhaft und führen zu Aufwachvorgängen, die wiederum die Erholsamkeit des Schlafes und die Leistungsfähigkeit am Tage einschränken. Zusätzlich verstärkt die Schlafstörung auch noch die Schmerzwahrnehmung. Um die Erholsamkeit des Schlafes zu verbessern, sollte zunächst überprüft werden, ob die Matratze z. B. altersbedingt Verspannungen und Rückenschmerzen verstärkt oder gar hervorgeruft. Eine gute Matratze sollte immer den ganzen Körper, insbesonders auch den Bereich der Lendenwirbelsäule stützen. Die Härte der Matratze ist hier entscheidend, deshalb sollte bei jedem Matratzenkauf ein eingehendes Probeliegen stattfinden, denn man muss selbst herausfinden, mit welcher Matratzenhärte man sich am wohlsten fühlt. Zu beachten ist, dass sich die Ansprüche an die Matratze mit dem Alter ändern und dass Menschen in höherem Lebensalter darauf achten sollten, dass die Matratze nicht zu weich ist und die Wirbelsäule im Liegen ausreichend entlastet. Besonders empfehlenswert sind Taschenfederkernmatratzen, die den Druck an den Körperkontaktstellen (Schulter, Po und Hüftknochen) gezielt reduzieren. Allerdings sollte nicht vergessen werden, bei Bedarf auch den Lattenrost mitzuersetzen. Deshalb ist es beim Probeliegen sinnvoll, die gewünschte Matratze mit dem passenden Lattenrost zusammen auszuprobieren, denn die Federqualität einer Matratze kann durch die Qualität des Lattenrostes beeinflusst werden. Darüber hinaus ist auch Sport geeignet, bereits bestehende Schmerzen zu lindern. Dies gelingt, wenn die Bauch- und Rückenmuskeln gleichmäßig gekräftigt und regelmäßig gelockert werden. Entscheidend ist hierbei, dass die Bewegung regelmäßig und ausdauernd erfolgt. Neben Wandern, Nordic Walking, Schwimmen und Gymnastik ist besonders der regelmäßige Besuch von Fitnessstudios für Ältere zu empfehlen, da man neben dem gelenkschonenden Cross Walkertraining auch an den anderen Geräten schonend die Muskulatur und die Gelenkfunk-

tionen stabilisieren kann. Bestehen trotz dieser Bemühungen die rückenschmerzbedingten Schlafstörungen fort, kann versucht werden, mit der Gabe eines sedierenden Antidepressivums Mirtazapin, (Remergil®, 15 mg, Einnahme 20.00 Uhr) oder Trimipramin (Stangyl® Tropfen 10–50 mg, Einnahme 20.00 Uhr), den Schlaf und damit auch die Schmerzen positiv zu beeinflussen.

## 4.4 Rheumatische Erkrankungen und Fibromyalgie

Bis zu 75% der Betroffenen mit rheumatischer Arthritis leiden unter Schlafstörungen und/oder schmerzbedingtem nächtlichem Aufwachen. Typischerweise sind Gelenksteifigkeit und Schwellungen in den frühen Morgenstunden am ausgeprägtesten. Hier gilt das gleiche wie für den Rückenschmerz. Fitness, Aerobic, Wandern, Laufen und Gymnastik sind auch hier die Therapien der Wahl. Zum schmerzfreien Schlafen hat sich das sog. Seitenschläfer- oder Stillkissen gut bewährt. Da der Körper zur Hemmung der chronischen Entzündungen Stoffe ausschüttet, die die Erzeugung von Melatonin im Gehirn stören, kann versucht werden, mit Melatonin den Schlaf zu verbessern. Wichtig ist dabei aber, dass Melatonin immer zur gleichen Uhrzeit um 20.00 Uhr eingenommen wird (in Deutschland ist nur ein retardiertes Melatonin (Circadin®) ab dem 55. Lebensjahr zugelassen (2 mg kosten ca. 1,25 € pro Tag), ein nicht retardiertes Melatonin kann nur über Privatrezept über die internationale Apotheke bezogen werden (3 mg kosten ca. 40 Cent pro Tag). Um die morgentliche Schmerzsymptomatik zu behandeln, empfiehlt sich die Einnahme eines nicht steroidalen Antiphlogistikums direkt vor dem Schlafengehen, denn bei morgentlicher Einnahme würde es relativ lange bis zum Wirkeintritt dauern. Aus schlafmedizinischer Sicht ist bei den Antiphlogistika Paracetamol dem Aspirin oder Ibuprofen vorzuziehen, da Aspirin und Ibuprofen auch verstärkt zu Aufwachvorgängen führen können.

### Fibromyalgie

Der Weichteilrheumatismus umfasst rheumatische Erkrankungen, bei denen nicht direkt die Gelenke, sondern Bindegewebe, Sehnen und Bänder betroffen sind. Der wichtigste Vertreter dieser Gruppe ist die Fibromyalgie, bei der Schmerzen im gesamten Bewegungsapparat auftreten können. Die Schmerzen führen dazu, dass Dreiviertel der Betroffenen über einen leichten, nicht erholsamen Schlaf berichten. In der Schlafuntersuchung finden sich häufige, ganz kurze Aufwachvorgänge. Da die Schmerzen bei Fibromyalgie meist durch Erwärmung, z. B. durch ein heißes entspannendes Bad oder Saunabesuche zu lindern sind, und anderseits eine Erwärmung des Körpers auch die Schlafbereitschaft fördert, sollten Wärmebehandlungen regelmäßig zur Stabilisierung des Schlafes beitragen. Natürlich kann hierfür auch körperliche Aktivität, wie leichtes Training an Fitnessgeräten, zügiges Gehen oder Joggen eingesetzt werden. Aufgrund der Schmerzen erscheint körperliche Betätigung den Betroffenen auf den ersten Blick meist als unmöglich, doch wenn die ersten Minuten erst einmal überwunden sind und sich der Körper erwärmt, merkt man schnell, wie die Schmerzen einem angenehmen und entspannten Körpergefühl weichen können. Um tiefen und schmerzfreien Schlaf zu finden, sollten Sie die sportliche Aktivität auf den späten Nachmittag legen, sodass der Kreislauf nicht zu sehr vor dem Schlafengehen aktiviert wird. Massagen, Sauna, Dampfbäder oder heißes Duschen vor dem Schlafengehen unterstützen den schmerzlindernden und entspannenden Effekt und bereiten den Weg zu einer erholsamen Nacht. Auch leichte Yoga-Übungen, Progressive Muskelrelaxation nach Jacobson und imaginative Entspannungsverfahren (Meditation) werden von vielen Betroffenen als hilfreich beschrieben (Kurse gibt es an jeder größeren Volkshochschule). Sollte trotzdem ein unerholsamer Schlaf fortbestehen, kann die Gabe eines sedierenden Antidepressivums, Mirtazapin (Remergil®, 15 mg, Einnahme 20.00 Uhr) oder Trimipramin (Stangyl® Tropfen 10–50 mg, Einnahme 20.00 Uhr), hilfreich sein.

## 4.5 Herzerkrankungen (Angina pectoris, Herzinsuffizienz und Herzinfarkt)

Wir wissen, dass Betroffene mit Angina pectoris, auch wenn keine direkten Schädigungszeichen am Herz nachzuweisen sind, häufiger nachts aufwachen und weniger tief schlafen. Die Schmerzen entstehen, wenn die Arterien, die den Herzmuskel mit Blut versorgen, verengt sind. So können z. B. die raschen Blutdruckänderungen im REM-Schlaf eine zu geringe Sauerstoffversorgung mit Herzbeschwerden hervorrufen. Typische Symptome sind anfallartige Schmerzen, die besonders in den linken

Arm ausstrahlen, Atemnot und ein Engegefühl in der Brust. Hauptursachen für die Verengung sind in der Regel Bluthochdruck, ein hoher Cholesterinspiegel und Gefäßverengungen, die z. B. durch die schädlichen Stoffe beim Rauchen mit hervorgerufen werden. Diese Angina pectoris Beschwerden treten oft im REM-Schlaf, der auch Traumschlaf genannt wird, auf. Da wir in den frühen Morgenstunden viel träumen und der Blutdruck und die Herzfrequenz dabei sehr stark schwanken, begünstigen diese Schwankungen das Auftreten von Angina pectoris. Betroffene mit Übergewicht sollten zur Sicherheit durch ihren Internisten ambulant das Vorliegen eines Apnoe Syndroms ausschließen lassen, da das Apnoe-Syndrom die Puls- und Blutdruckschwankungen im REM-Schlaf zusätzlich noch verstärken kann. Für ein Apnoe-Syndrom wäre ferner ein morgendlicher Kopfschmerz, trockener Mund und Tagesmüdigkeit typisch (siehe die Kapitel 4.2 und 7). Zur Entlastung des Herzens kann ein Schlafen mit leicht erhöhtem Oberköper hilfreich sein. Um die Durchblutung zu verbessern und den Blutdruck zu senken, sollte auf leichte, regelmäßige Bewegung (regelmäßig 2-mal pro Tag eine halbe Stunde spazieren gehen) geachtet werden. Diese hilft das Gewicht zu reduzieren, lindert Stress und verbessert das Schlafen. Ergänzend empfiehlt es sich 3-mal pro Woche zusätzlich eine dreiviertel Stunde ausdauersportliche Aktivität (z. B. laufen, schwimmen, Cross Walkertraining und/oder Gymnastik) einzuplanen. Vor dem ersten Training sollte jedoch immer der Arzt konsultiert und ein Belastungs-EKG gemacht werden.

## 4.6 Herzinfarkt

Atemnot, Schmerzen in der Brust, Schweißausbrüche, Übelkeit, anhaltende Erschöpfung und Schlafstörungen können Anzeichen für einen Herzinfarkt sein. Typischerweise schlafen die Betroffenen dann sehr schlecht, haben lange nächtliche Wachliegezeiten und einen wenig erholsamen Schlaf mit Verminderung der NONREM- und REM-Schlafanteile. Meistens bessern sich die Beschwerden innerhalb von 9 Tagen nach einem Herzinfarkt. Da diese Schlafstörungen, wenn sie mit Erschöpfbarkeit, Traurigkeit/Reizbarkeit, Appetitverlust, und körperlichen Beschwerden einhergehen (siehe Abb. 6) die Sterblichkeit nach einem Herzinfarkt erhöhen können, kann es sinnvoll sein, zur Verbesserung des Schlafes und der Stimmung abends ein sedierendes Antidepressivum, wie

Mirtazapin (Remergil®, 15–30 mg, Einnahme um ca. 20.00 Uhr) ärztlicherseits zu verordnen.

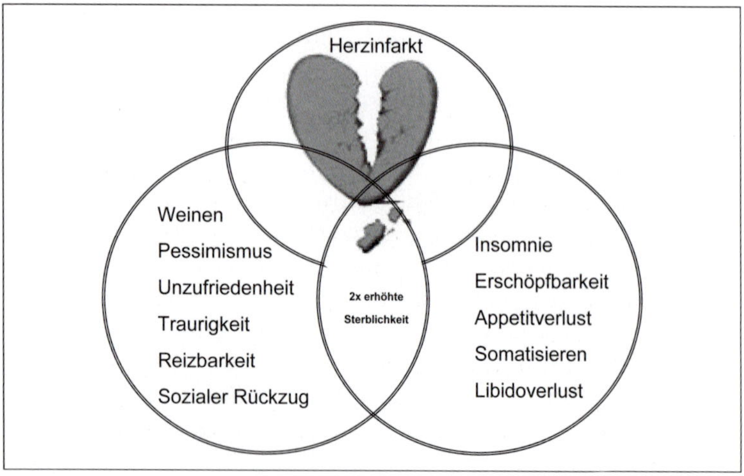


**Abbildung 6:** Die in den Kreisen aufgeführten körperlichen Symptome einer Depression erhöhen die Sterblichkeit nach Herzinfarkt.

## 4.7 Herzinsuffizienz

Menschen mit schwerer Herzinsuffizienz berichten häufig von Ein- und Durchschlafstörungen aufgrund von Kurzatmigkeit, die oft zusammen mit der Herzinsuffizienz auftritt. Diese Kurzatmigkeit verschlimmert sich häufig, sobald man flach liegt und mehr Blut aus der unteren Hälfte des Körpers zum Herzen zurückfließt und dabei seine Fähigkeit zu pumpen überfordert. Verschlimmert werden kann die Atemnot im Schlaf besonders durch eine Linksherzinsuffizienz (Schwäche der linken Herzkammer), bei der die Steuerung der Atmung im Schlaf erschwert ist. Dabei findet sich häufig eine sog. zentrale Atemregulationsstörung, die in einem Schlaflabor diagnostiziert und gegebenenfalls mit Atemmaske therapiert werden kann. Zur Verbesserung des Schlafes sollte täglich ein mindestens 30-minütiger Spaziergang eingeplant werden, durch eine leicht erhöhte Oberkörperposition kann zusätzlich das Ein- und Durchschlafen erleichtert werden.

## 4.8 Schlaganfall

Schlafstörungen nach einem Schlaganfall sind sehr vielfältig, da nicht nur der Infarkt selbst, Ort, Größe und Stadium, sondern auch seine Begleiterkrankungen das Schlafmuster beeinflussen können. In der Zeit direkt nach einem Schlaganfall kann es je nach Lage der betroffenen Hirnregion zu Änderungen der Schlafdauer und -tiefe kommen. Zum Beispiel neben einem lähmungsbedingten Unvermögen, seine gewohnte Schlafhaltung einzunehmen, können auch verstärkte Müdigkeit und in bis zu 50% Schlaf-Apnoe-Syndrome nach einem Schlaganfall auftreten. Insgesamt leiden ca. 30–70% der Menschen nach einer Schädelhirnverletzung unter Schlaf-/Wachrhythmusstörungen. Kommt es nach einem Schlaganfall zu vermehrtem Schlaf (»Hypersomnie«), sollte auf jeden Fall eine Apnoe-Diagnostik durch geführt werden (siehe Kapitel 7). Da Menschen nach einem Schlaganfall oft über Schmerzen im Muskel- und Wirbelsäulenbereich klagen, kann es für die Betreffenden hilfreich sein, ein sedierendes, den Tiefschlaf verbesserndes Antidepressivum, wie Trazodon (Thombran®, 20.00 Uhr: 25–100 mg) oder Trimipramin (Stangyl® 20.00 Uhr: 25–100 mg) einzunehmen. Bei Schlafstörungen nach einem Schlaganfall sollte man immer auch an eine Depression denken, da ungefähr die Hälfte aller Betroffenen eine Depression entwickelt (siehe Selbstbeurteilungsfragebogen für Altersdepression im Anhang). Als besonders belastend stellen sich hier das Akzeptieren der körperlichen Einschränkungen, das auf andere Angewiesensein und die Gedanken über die Ungewissheit der Zukunft und Ängste vor einem erneuten Schlaganfall dar. In diesem Zusammenhang kann eine Antidepressivatherapie sehr hilfreich sein, da es sogar Untersuchungen gibt, die zeigen, dass Antidepressivaverordnungen die Zahl der Todesfälle nach einem Schlaganfall verringern können. Bei verstärkter Abgeschlagenheit und Antriebsschwäche nach einem Schlaganfall empfiehlt sich die morgendliche Gabe eines antriebssteigernden Antidepressivums, z. B. Bupropion (Elontril®, 150 mg) oder Venlafaxin (Trevilor®, 75 mg).

# 5 Wechseljahre (Menopause)

Die Menopause, also das natürliche Aufhören der Menstruation, tritt in der Regel um das 50. Lebensjahr der Frau ein. Meist geht der Menopause jedoch eine mehrjährige Phase voraus, die mit tiefgreifenden Veränderungen des Hormonhaushaltes einhergeht (die Wechseljahre). In dieser Phase treten bei Frauen vermehrt hormonell bedingte Schlafstörungen auf, von denen ungefähr jede zweite Frau betroffen ist. Typischerweise leiden etwa 50–60 % der Frauen in der Zeit um die Menopause unter Einschlafstörungen, häufigen nächtlichen Aufwachvorgängen und Müdigkeit am Tage. Als Ursache vermutet man, dass hormonelle Veränderungen, speziell die der Oestrogene die »Ganggenauigkeit« unserer inneren Uhr negativ beeinflussen. Die in der Menopause auftretenden Hitzewallungen können ebenfalls den Nachtschlaf stören und manifestieren sich in ca. 3- bis 5-minütigen Schweißausbrüchen, die typischerweise vom Oberkörper ausgehen. In Schlafuntersuchungen konnte gezeigt werden, dass Frauen mit Hitzewallungen mehr nächtliche Aufwachvorgänge und Schlafstadienwechsel aufweisen. Die häufige Abnahme sexuellen Verlangens in dieser Zeit kann zusätzlich zu Verunsicherungen und Spannungen in der Partnerschaft und einer Beeinträchtigung der Lebensqualität führen. Dies wiederum macht die betroffenen Frauen anfällig für depressive Verstimmungen und nächtliches sorgenvolles Grübeln, welches die Schlafstörungen verstärken kann.

Die Wirksamkeit östrogenhaltiger Medikamente ist sehr umstritten. Einige Studien konnten einen positiven Einfluss auf Einschlafstörungen, die Häufigkeit nächtlichen Erwachens und die Tiefe des Schlafes zeigen. Neuere Untersuchungen hingegen konnten meist keinen positiven Effekt belegen, was jedoch an der Unterschiedlichkeit der hormonellen Zusammensetzung der Präparate liegen kann. Alternativ können gegen Hitzewallungen auch Antidepressiva aus der Gruppe der Serotoninnoradrenalinwiederaufnahmehemmer, z. B. Venlafaxin (Trevilor®, 75 mg morgens) eingesetzt werden.

## 5.1 Menopause und Hitzewallungen

Hitzewallungen bestehen meist nicht nur aus dem subjektiven Gefühl von Wärme, oft werden sie auch von anderen Beschwerden wie Angst, Reizbarkeit, Herzrasen und Panikattacken begleitet. Bis zu 80 % aller Frauen in der Menopause sind hiervon betroffen. Am häufigsten treten Hitzewallungen in den späten Wechseljahren und der frühen Menopause auf, manchmal können sie jedoch bis ins hohe Alter weiter bestehen. Diese Beschwerden können von Sekunden über einige Minuten bis zu mehreren Stunden andauern. Bei Neigung zu Hitzewallungen sollte im Schlafzimmer auf eine angemessene Raumtemperatur und eine leichte Bettdecke (z. B. Wildseidensommerdecke) geachtet werden. Wichtig ist auch, dass die Matratze atmungsaktiv ist und gut die Verdunstungswärme aufzunehmen kann. Sehr geeignet sind in dieser Hinsicht Rosshaarmatratzen, da Rosshaare sehr atmungsaktiv sind und viel Feuchtigkeit aufnehmen können. Zusätzlich sollte auf eine regelmäßige körperliche Aktivität geachtet werden, die die Hitzewallungen und auch das Schlafen positiv beeinflussen können. Geeignet sind leichter Ausdauersport, Fitness, Zirkeltraining, Cross Walkertraining, Yoga, Wandern und Spaziergänge. Zu berücksichtigen ist nur, dass intensive körperliche Aktivierung am Abend vermieden werden soll, da hierdurch Hitzewallungen sogar ausgelöst werden können. Auch sollte man scharfe Gewürze, wie Curry und Ingwer meiden und keine teein- oder koffeinhaltigen Getränke trinken (Alternative: Kräuter Tees oder koffeinfreier Kaffee). Führen diese Maßnahmen zusammen mit dem Einsatz von Phytoöstrogenen nicht zum gewünschten Erfolg, so kann auch das Antidepressivum Venlafaxin (Trevilor®) mit zum Teil gutem Erfolg eingesetzt werden, zu mal auch viele Frauen in der Menopause depressive Symptome aufweisen (siehe unter 5.2). Dabei sei aber angemerkt, dass Venlafaxin über die antriebssteigernde Wirkung potenziell den Schlaf schlechter machen kann, daher sollte das Medikament (75–150 mg) nur morgens eingenommen werden.

## 5.2 Menopause, Depression und Schlafstörungen

Einige Verlaufsuntersuchungen bestätigen, dass depressive Symptome beim Übergang in die Menopause auftreten und in den Jahren danach wieder verschwinden. Obwohl alle Faktoren bei diesen Untersuchungen berücksichtigt wurden, ist bisher unklar, ob depressive Symptome sicher als zur Menopause zugehörig anzusehen sind. Da bis zu 90% der Menschen mit Depressionen auch Schlafstörungen haben, könnte auch umgekehrt über die durch die Menopause hervorgerufenen Schlafstörungen depressive Verstimmungen begünstigt werden. Da sich in einigen (aber nicht allen) Studien eine Hormonersatztherapie positiv auf depressive Verstimmungen und Ängste ausgewirkt hat, könnten möglicherweise niedrige Östrogen und Progesteron Spiegel Stimmungsschwankungen hervorrufen. Für diese Sichtweise spricht auch, dass viele Frauen, die während der Wechseljahre Hitzewallungen haben, auch eher depressiv sind. So sollen Frauen eher auf eine Hormonersatztherapie ansprechen, die neben Depressionen auch Hitzewallungen aufweisen. Dennoch treten bei vielen Frauen auch depressive Verstimmungen in Abwesenheit jeglicher Hitzewallungen und Kreislaufbeschwerden auf.

Hierbei könnten schwankende Östrogenspiegel das Nervensystem besonders anfällig für jede Art von Stress machen, was die Entstehung von Depressionen und Schlafstörungen begünstigt. Dies wird besonders durch die enge Beziehung von Östrogen zum Botenstoff Serotonin nahe gelegt, dessen unzureichende Ausschüttung im Gehirn mit depressiven Symptomen und Schlafstörungen in Verbindung steht. Antidepressiva, die für eine vermehrte Verfügbarkeit von Serotonin im Gehirn sorgen (sog. Serotonin-Wiederaufnahmehemmer), können hier einen positiven Einfluss entfalten. Zusätzlich sollte immer auf regelmäßige Bewegung, am besten in Form leichten Ausdauersports und Gymnastik geachtet werden, die zu allgemeiner Entspannung und Stimmungsaufhellung erheblich beitragen kann.

## 5.3 Menopause und Atmungsstörungen

Schnarchen und das sog. Schlaf-Apnoe-Syndrom (SAS; siehe Kapitel 7) treten zwar überwiegend beim männlichen Geschlecht auf, hierdurch wird jedoch die Bedeutung dieser Atmungsstörung für die Schlafqualität von Frauen oft unterschätzt. Die Häufigkeit der schweren obstruktiven Schlaf-Apnoe ist bei älteren Männern (5%) zwar mehr als 2-mal so groß wie bei Frauen (2%), aber die obstruktive Schlaf-Apnoe scheint bei Frauen nach der Menopause zuzunehmen. So fanden sich in einer großen Untersuchung beim Vergleich von Frauen vor und nach der Menopause signifikant häufiger ein leichtes Schlaf-Apnoe-Syndrom nach der Menopause (3,2% versus 9,7%). Da eine Hormonersatztherapie sich positiv auf ein Apnoe-Syndrom bei postmenopausalen Frauen auswirken kann, vermutet man, dass dies zum einen durch eine Progesteron vermittelte Steigerung des Atemantriebs sowie zum anderen über eine Östrogen vermittelte verbesserte Erfassung des Sauerstoffgehaltes des Blutes hervorgerufen wird. Andererseits muss man aber auch daran denken, dass viele Frauen im Verlauf der Wechseljahre deutlich an Gewicht zunehmen, was wiederum ein Risikofaktor für das Auftreten eines Apnoe-Syndroms ist. Aus diesen Überlegungen heraus raten wir zumindest Frauen mit einer Neigung zum Übergewicht, bei Schlafstörungen in der Menopause auch ein Apnoe-Syndrom mithilfe einer ambulanten Untersuchung durch einen Internisten auszuschließen.

## 5.4 Menopausal bedingte Schmerzen

Schmerzen und Steifheit der Gelenke gehören mit zu den störendsten Beeinträchtigungen, die Frauen in der Menopause erleiden und die unter anderem zu erheblichen Schlafstörungen führen können. Häufig dehnt sich der Schmerz über den gesamten Körper aus und vermittelt den Betroffenen den Eindruck, sich plötzlich alt und eingeschränkt zu fühlen. Hiervon sollen etwa zwei Drittel aller Frauen in der Menopause betroffen sein. Die beste Prävention und Behandlung menopausaler Gelenkschmerzen und Steifheit besteht in regelmäßiger körperlicher Aktivität, d.h. häufiges Gehen, zügiges Laufen, Dehnen und leichte Gymnastik. Ferner hat leichter Sport am späten Nachmittag einen guten Einfluss auf den Schlaf und ist in angemessener Dosierung nebenwirkungsfrei. Eine Hormontherapie scheint bei vielen, jedoch nicht allen Frauen wirksam gegen menopausale Schmerzen zu sein, insbesondere Kombinationen aus Östrogen und Progestin. Dennoch sollte Gymnastik immer das Mittel der ersten Wahl sein und nur bei zusätzlichem Bedarf durch eine hormonelle Therapie unterstützt werden.

## 5.5 Hormontherapie – Risiken und Vorteile

Die Frage, ob man für menopausale Hitzewallungen und Schlafstörungen eine Hormontherapie einsetzen sollte oder nicht, lässt sich mit einem klaren »jein« beantworten. Auf der einen Seite hilft eine Hormonersatztherapie gegen Hitzewallungen und kann subjektiv auch den Schlaf verbessern. Auf der anderen Seite finden sich aber unter einer Hormonersatztherapie im Schlaflabor objektiv keine Verbesserungen des Schlafes.

Unbestritten bleibt aber, dass Östrogene das Brustkrebsrisiko erhöhen können und dass die Zugabe von Gestagenen zu Östrogenen das Brustkrebsrisiko zusätzlich noch erhöht[1]. Auch erhöht eine Hormonersatztherapie das relative Risiko für Schlaganfälle[2]. Zusammenfassend würden wir bei einem guten Ansprechen eine Hormontherapie gegen Hitzewallungen und Schlafstörungen allenfalls nur kurzfristig empfehlen. Für eine längerfristige Therapie empfehlen wir eher eine niedrigdosierte morgendliche Therapie mit dem Antidepressivum Venlafaxin (Trevilor®, 75 mg), welches bei stärkeren Schlafstörungen durch eine abendliche Gabe des sedierenden Antidepressivums Mirtazapin (Remergil®, 15 mg) oder Trimipramin (Stangyl®, 50 mg) ergänzt werden kann. Durch diese Therapie können gleichzeitig menopausale depressive Symptome und Schmerzen mitgelindert werden. Grundsätzlich sollte aber erst versucht werden, durch regelmäßigen Ausdauersport und pflanzliche Alternativen, menopausale Beschwerden zu lindern.

1 Colditz GA. Estrogen, estrogen plus progestin therapy, and risk fo breast cancer. Clin Cancer Res 2005; 11(2Pt 2): 909–917.
Stefanik ML et al. Effects of conjugated equine estrogens on breast cancer and mammography screening in postmenopausal women with hysterektomy: JAMA 2006; 295: 1647–1657.

2 Rossouw JE et al. Postmenopausal hormone therapy and risk for cardiovascular disease by age and years since menopause. JAMA 2007; 297: 1465–1477.

# 6 Asthma bronchiale

Asthma bronchiale gehört zu den häufigen Erkrankungen der Atemwege. Etwa 95 % der Betroffenen berichten über eine nächtliche Verschlimmerung des Asthmas. Asthmatische Anfälle finden sich verstärkt während der Nacht, da zum einen das Atemvolumen im Schlaf abnimmt und zum anderen sich die Bronchen nachts stärker verengen. Diese Verengung der Bronchen begünstigt Atemnot beim Einschlafen, die dadurch ausgelösten Beklemmungsgefühle erschweren das Einschlafen. Asthmaanfälle finden sich am häufigsten im NONREM-Schlaf Stadium II, in dem wir etwa 50 % unseres Nachtschlafes verbringen (siehe Kapitel 1.1). Aber auch im REM-Schlaf, wenn die Körpermuskulatur sehr entspannt ist und sog. cholinerge Botenstoffe im Gehirn sehr aktiv sind, treten Asthmaanfälle auf. Diese cholinergen Botenstoffe verstärken die Verengung der Bronchen und begünstigen möglicherweise die insbesondere in den frühen Morgenstunden auftretenden ganz schweren lebensbedrohlichen Asthmaanfälle. Bis zu 50 % der Menschen mit Asthma bronchiale sollen gleichzeitig einen Magensäurerückfluss (Reflux) aufweisen. Durch die liegende Position im Schlafen wird der Magensäurerückfluss begünstigt. Da die Bronchen nachts besonders empfindlich sind, kann der Magensäure Reflux auch Asthmaanfälle hervorrufen oder verstärken. Falls dies der Fall ist, kann durch eine Therapie mit Protonenpumpenhemmern (PPI) die Magensäure »entschärft« werden und auch eine durch Asthma bronchiale ausgelöste nächtliche Atemnot gelindert werden. Durch die vielen asthmabedingten Aufwachvorgänge ist die Erholsamkeit des Schlafes für die Betroffenen deutlich eingeschränkt und führt häufig zu Einschränkungen der kognitiven Leistungsfähigkeit. Zur Verbesserung des Schlafes kann ein Therapieversuch mit dem stark anticholinergen Antidepressivum Amitriptylin (Saroten® 25–100 mg, Einnahme 20.00 Uhr) unternommen werden. Die stark anticholinerge Eigenschaft kann sich positiv auf die Bronchenverengung auswirken und die antihistaminerge Eigenschaft des Medikamentes kann den Schlaf verbessern und zusätzlich nachts die verstärkte allergische Sensibilität der Bronchen herabsetzen. Falls das

Medikament nicht so gut vertragen wird, können weniger anticholinerge sedierende Antidepressiva wie Trimipramin (Stangyl®, 25–100 mg), Mirtazapin (Remergil®, 15–30 mg) versuchsweise eingesetzt werden. Bei guter Verträglichkeit können die Medikamente längerfristig verordnet werden.

# 7 Schlaf-Apnoe-Syndrom (Schnarchen mit Atempausen)

**Fallbeispiel:**

*Es ist wieder eine von diesen Nächten, in denen Frau S. keinen Schlaf finden kann. Es ist nicht so, dass sie selbst an Schlafstörungen leidet. Vielmehr ist wieder ihr Mann der Schuldige. Bereits seit Jahren schnarcht er Nacht für Nacht, ohne dass es seine Frau je besonders gestört hätte. Doch im letzten Jahr hat sich nach einer Gewichtszunahme ihres Mannes etwas verändert. Das Schnarchen hört plötzlich auf und der Atem ihres Mannes steht still. Sie zählt die Sekunden...22...23...24...25 Sekunden sind es jetzt schon. Die Atemaussetzer werden immer länger und immer häufiger und Frau S. hat jedes Mal Angst, dass Ihr Mann im Schlaf erstickt. Besonders schlimm ist es am Wochenende, wenn Herr S. am Abend mit seinen Skatfreunden Bier getrunken hat. Dann klagt Herr S. morgens über beiseitige Kopfschmerzen, einen trockenen Mund und wirkt tagsüber müde und abgeschlagen. Er selbst gibt an, sich immer schlechter konzentrieren zu können, auch benötigt er in letzter Zeit immer häufiger einen Mittagsschlaf um sich fit zu fühlen.*

## 7.1 Obstruktive Schlaf-Apnoe

Schlaf-Apnoe (Aussetzer der Atmung im Schlaf) ist ein bei Schnarchern häufiger auftretendes Phänomen, dass vor allem übergewichtige Männer ab dem 40. Lebensjahr (ca. 5%) und Frauen am ehesten nach den Wechseljahren betrifft (ca. 2%, siehe dazu Kapitel 5 Menopause). Das Schnarchgeräusch entsteht dabei durch Schwingungen der Rachen-Weichteile, die durch die hohe Luftgeschwindigkeit beim Einatmen in Vibrationen versetzt werden. Erschwerend kommt hinzu, dass durch die im Schlaf auftretende Muskelentspannung zwischenzeitlich auch die Zungenmuskulatur so entspannt, dass diese zurückrutscht und den Atemweg verlegen kann, sodass die geringe Muskelspannung im Schlaf nicht mehr ausreicht die oberen Atemwege offen zu halten (siehe Abb. 7).

Der Unterdruck, der das »Zusammenschnurren« in den Atemwegen hervorruft, entsteht dadurch, dass sich während des Einatmens die Lungen ausdehnen und so die Luft über die Atemwege in die Lungen »gesogen« wird. Diese Verlegung der Atemwege nennen wir in der Fachsprache eine obstruktive Apnoe, wobei die Atempause gemäß Definition mindestens 10 Sekunden andauern muss. Ab 30 bis 40 solcher Atempausen pro Stunde Nachtschlaf spricht man dann von einem therapiebedürftigen obstruktiven Apnoe-Syndrom.

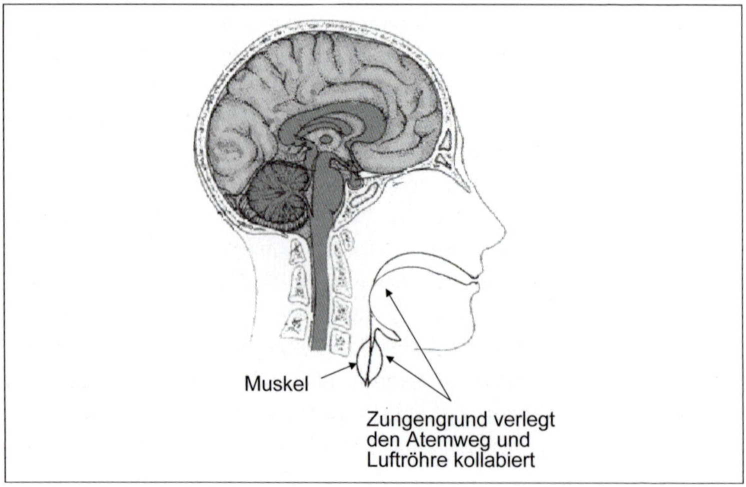


**Abbildung 7:** Bei der obstruktiven Apnoe kommt es häufig in Rückenlage zu verstärkten Atempausen, da dann die Zunge besonders leicht nach hinten rutschen und die Atemwege verlegen kann (aus Staedt & Riemann Diagnostik und Therapie von Schlafstörungen, 2007).

## 7.2 Zentrale Schlaf-Apnoe

Mit zentraler Schlaf-Apnoe ist eine Störung der zentralen Steuerung der Atmung im Gehirn gemeint. Schnarchen spielt für die Verursachung dieser Apnoe-Form eine eher untergeordnete Rolle. Diese Form der Apnoe tritt selten allein auf, meist kommt sie zusammen mit der obstruktiven Apnoe vor, deswegen spricht man oft auch von gemischter Apnoe mit zentralen (fehlender Atemantrieb) und obstruktiven Anteilen (Verlegung der oberen Atemwege).

## 7.3 Atemnot des Gehirns während der Apnoen

Die apnoebedingten Atemstillstände können in schweren Fällen über 100-mal pro Nacht auftreten und über eine Minute andauern. Folglich ist es gut verständlich, dass die Nervenzellen im Gehirn aufgrund des sich wiederholenden Sauerstoffmangels ständig in Alarmbereitschaft sind und den Betroffenen immer aufwecken wollen, damit er das Atmen nicht vergisst. Diese Weckreaktionen unterbrechen jeweils kurzfristig den tieferen Schlaf, es kommt zu einer stärkeren Anspannung der Muskulatur, die Atemwege sind wieder frei, bis es erneut durch den tieferen Schlaf wieder zu einer Verlegung der Atemwege und einer erneuten Weckreaktion kommt. Diese Weckreaktionen retten quasi den Betroffenen das Leben, führen jedoch dazu, dass der Schlaf sehr unerholsam wird. Tagesmüdigkeit, Konzentrations- und Gedächtnisstörungen sind die Folge. Viele Betroffene versuchen, die mangelnde Erholung durch vermehrten Schlaf, z. B. Nickerchen am Tage, auszugleichen. Doch leider lässt sich die fehlende Schlaftiefe nicht durch eine Verlängerung der Schlafdauer ersetzen. Langfristig kann ein unbehandeltes Schlaf-Apnoe-Syndrom schlimme Folgen haben. So entwickeln sich aus ihm häufig Bluthochdruck, verminderte Herzleistung (Herzinsuffizienz), Herzrhythmusstörungen. In der Folge können dann auch Herzinfarkte und Schlaganfälle auftreten. Besondere Vorsicht ist bei Alkoholkonsum geboten. Alkohol »lähmt« die Nervenzellen, sodass diese nicht mehr wie oben erwähnt schnell genug ein Wecksignal senden können. In der Folge können sich die Atemstillstände lebensbedrohlich verlängern.

## 7.4 Wer ist von Schlaf-Apnoe betroffen?

Betroffen sind in erster Linie übergewichtige Männer ab dem 40. Lebensjahr sowie übergewichtige Frauen nach der Menopause (siehe auch unter 5.3). Als weitere Risikofaktoren gelten: Alkohol, Rauchen, Anomalien im Nasen-Rachenraum, Schnarchen, langjährige Nachtschichtarbeit (führt häufig zu Übergewicht). Die Therapie der Wahl ist eigentlich ganz einfach

»iss die Hälfe«, so führt oft schon eine Gewichtsabnahme von 10 kg zu einer deutlichen Linderung des Apnoe-Syndroms. Erwähnt werden soll aber, dass auch schlanke Menschen, wenn auch viel seltener, ein Schlaf-Apnoe-Syndrom bekommen können.

## 7.5 Wie wird die Schlaf-Apnoe festgestellt und behandelt?

Bei Verdacht auf ein Schlaf-Apnoe-Syndrom kann ein spezialisierter Hausarzt oder Internist ambulant eine Abklärungsuntersuchung vornehmen, dazu muss man über Nacht zuhause ein kleines Gerät tragen, welches den Sauerstoffgehalt des Blutes und die Atemtätigkeit aufzeichnet. Im Falle eines positiven Befundes wird dann eine Überweisung ins Schlaflabor erfolgen. Dort kann mittels einer sog. polysomnographischen Untersuchung mit Messungen der Hirnströme mittels Elektroden usw. (siehe Kapitel 1.1) unter anderem die Lageabhängigkeit der Atmungstätigkeit während des Schlafes genau untersucht werden. Wird der Verdacht auf eine Schlaf-Apnoe bestätigt, so gibt es verschiedene Therapieverfahren.

### Atemmaske (CPAP-Therapie = continuous positive airway pressure)

Neben der Gewichtsreduktion, die häufig an den »menschlichen Schwächen« scheitert, stellt die kontinuierliche Überdruckbeatmung des Schlaf-Apnoe-Syndroms die wirksamste Behandlungsmethode dar. Dabei werden die Betroffenen über eine individuell angepasste Nasenmaske mit Raumluft beatmet, wobei die oberen Atemwege durch den ständigen Überdruck gleichsam mit Luft von innen »geschient« werden (siehe Abb. 8).

Da keine Atempausen und kein Schnarchen mehr auftreten, verbessert sich auch der Schlaf der Bettpartner wieder. Beide Partner fühlen sich nach dem morgendlichen Aufwachen wieder erholt und brauchen z. B. auch kein Nickerchen mehr, um über den Tag zu kommen. Obwohl die Atemmaske sogar eine sich beim Apnoe-Syndrom entwickelnde Impotenz bei Männern lindern kann, wird sie von diesen nicht selten abgelehnt, weil man das Gerät als zu lästig empfindet und nicht bereit ist, jede Nacht mit einer Maske zu schlafen. Als unangenehm wird zum Teil auch ein Austrocknen der Nasenschleimhäute beschrieben, welches die Infektanfälligkeit steigern kann. Wichtig ist die Wartung der Beatmungsgeräte.

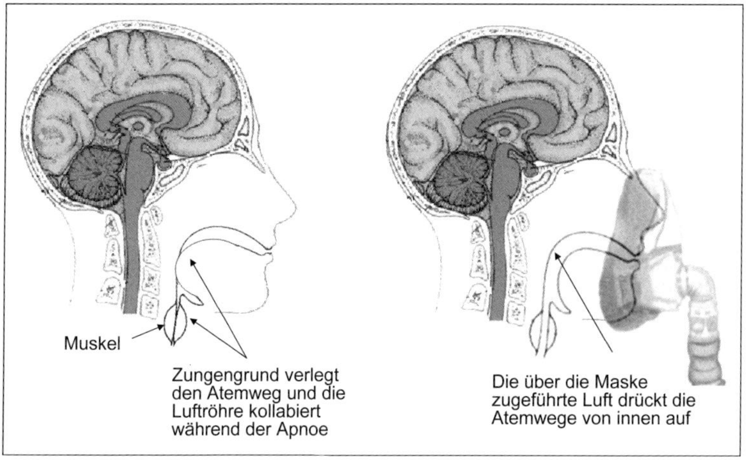
Muskel
Zungengrund verlegt den Atemweg und die Luftröhre kollabiert während der Apnoe
Die über die Maske zugeführte Luft drückt die Atemwege von innen auf

**Abbildung 8:** Die bei der obstruktiven Apnoe auftretende Verlegung der Atemwege kann durch die Druckluftbeatmung mit einer Maske wieder aufgehoben werden.

Erst kürzlich kam zu uns ein Patient, der sein Gerät seit 5 Jahren nicht mehr hatte warten lassen (Filterwechsel!), sogar der Gummi der Maske war eingerissen, sodass wir die Maske zunächst notdürftig mit Pflaster »geflickt« haben, da sich ansonsten gar kein richtiger Beatmungsdruck mit der Maske aufbauen ließ. In diesem Zusammenhang sei auch daran erinnert, dass man vor operativen Eingriffen den Anaesthesisten immer daraufhin hinweisen muss, dass man mit einer Atemmaske schläft. Ein Vergessen kann lebensbedrohlich werden, da im Falle des Aussetzens der Maskenbeatmung die Nervenzellen ganz plötzlich nicht mehr genug Sauerstoff im Schlaf bekommen und durch die Narkose so »benommen« sind, dass sie erst verzögert einen Weckreiz auslösen können. Anders ausgedrückt funktioniert nach einer Operation die Atemkontrolle oft noch nicht richtig, weshalb das Beatmungsgerät gerade in der Aufwachphase und/oder auf der Intensivstation überlebenswichtig sein kann. Die Atemmaske sollte daher nicht nur auf Reisen, sondern auch während eines Klinikaufenthaltes ihr ständiger Begleiter sein. Falls Sie Ihre Atemmaske nicht gut vertragen, informieren Sie bitte unbedingt Ihren Arzt, bevor Sie diese nicht mehr benutzen!

**Medikation**

In der Regel profitieren die Betroffenen zumindest bei schweren Apnoe-Syndromen nicht oder nur geringfügig von einer medikamentösen Behandlung. Ein wirklich gegen das Schnarchen oder die Schlafapnoe wirksames Medikament wurde noch nicht gefunden. Bei leichten Störungen kann das Medikament Theophyllin ausreichend sein. Theophyllin wird typischerweise zur Behandlung der Atemnot bei Menschen mit Asthma eingesetzt. Doch Vorsicht! Gerade das Medikament Theophyllin kann Herzrasen und Schlafstörungen verursachen, was man eigentlich mit der Beatmungstherapie beheben möchte. Zusätzlich ist Theophyllin sehr stark anticholinerg und kann bei Älteren auch das Auftreten von Verwirrtheit fördern. Bei allen medikamentösen Therapien ist auf Nebenwirkungen zu achten, die die Lebensqualität einschränken können. Hier ist ein genaues Abwägen der Vor- und Nachteile durch den Arzt erforderlich.

## 7.6 Alkohol und Schlaftabletten

Auf Alkohol sollte abends vor dem Schlafengehen verzichtet werden, da Alkohol die Anzahl und Dauer der Atemaussetzer im Schlaf drastisch verstärken kann. Der Alkohol »lähmt« die Nervenzellen, die aufgrund des sich wiederholenden Sauerstoffmangels ständig in Alarmbereitschaft sind, und im Falle der Atempause rasch eine Aufwachreaktion auslösen müssen. Diese lebenswichtige Weckreaktion der Nervenzellen wird quasi durch den Alkohol verzögert, sodass der Schlaf noch unerholsamer wird. Gleiches gilt auch für Schlaftabletten, die die Weckreaktion hemmen und gleichzeitig auch noch die Muskelanspannung vermindern, sodass die Atemwege sich während des Atemstillstandes noch stärker verschließen. Keines Falles sollten Alkohol und/oder Schlaftabletten nach dem kurzfristigen Absetzen der Beatmung konsumiert bzw. eingenommen werden, da dies lebensbedrohliche Komplikationen hervorrufen könnte. Auch andere Medikamente (z. B. verschreibungsfreie Schlaftabletten und/oder verschreibungspflichtige Medikamente gegen Schmerzen und Angstzustände) sollten stets nur nach ärztlicher Rücksprache (mit Hinweis auf das Apnoe-Syndrom!) eingenommen werden. In manchen Fällen treten die Atempausen bevorzugt beim Schlafen in Rückenlage auf.

Hier kann ein in das Rückteil des Schlafanzuges genähter Tennisball gut Abhilfe schaffen. Allerdings sollte dieser Erfolg auch mit einer ambulanten Messung überprüft werden! In der Winterzeit sollten die Betroffenen auch daran denken, dass Schwellungen der Nasenschleimhäute bei grippalen Infekten sowohl Schnarchen als auch Apnoen verstärken können. Hier kann vor dem Schlafengehen appliziertes Nasengeel mit abschwellender Wirkung Linderung bringen.

# 8 Unruhige Beine und Schlafstörungen (Restless-Legs-Syndrom, RLS)

Sie sollten dieses Kapitel lesen, wenn sie die folgende Frage mit »ja« beantworten würden:

»Haben Sie, wenn Sie sich abends entspannen oder nachts schlafen wollen unangenehme, unruhige Gefühle in den Beinen, die durch Herumgehen oder Bewegung gelindert werden können?«

**Fallbeispiel:**

*Seit Stunden liegt Frau B. bereits im Bett ohne einzuschlafen. Es ist wie verhext, gerade wenn Sie sich entspannen will, abends beim Lesen oder Fernsehen, tritt ein unangenehmes, obwohl nicht schmerzhaftes Ziehen und Kribbeln in den Muskeln der Beine auf und lässt ihr keine Ruhe. Sie zieht die Beine an, bewegt die Fußgelenke und das Gefühl verschwindet. Nach wenigen Sekunden ist es jedoch wieder da. Inzwischen verbringt die 76-jährige Rentnerin seit vier Monaten jede Nacht in der Zeit zwischen 2.00–3.00 Uhr damit, mehrmals aufzustehen und in der Wohnung umherzulaufen. Als lindernd schildert sie auch durch das vom Tau noch feuchte Gras in Ihrem Garten zu laufen. Mittlerweile besteht das Ziehen und Kribbeln schon seit 3 Jahren und fängt jetzt schon gegen Vormittag an. Der Schlaf ist noch schlechter geworden, erst gegen 4.30 Uhr schläft Frau B. erschöpft ein. Sie ist tagsüber so müde, dass ihr Besorgungen und der Haushalt sehr schwer fallen. Sie fühlt sich häufig sehr traurig und verzweifelt, überall, am Esstisch, im Bus, im Fernsehsessel leidet sie unter den unruhigen Beinen. Ihr Arzt hatte ihr dann gegen Unruhe eine Spritze mit dem Neuroleptikum Fluspirilen (Imap®) gegeben, danach hätte sich die Unruhe innerhalb eines Tages so drastisch verschlechtert, sodass sie nicht mehr ein und aus gewusst hätte. Wir diagnostizierten die Erkrankung der unruhigen Beine, die durch Neuroleptika oder Antidepressiva in der Regel schlechter werden. Mittlerweile gelingt es Frau B. mit Hilfe einer Dopaminagonisten Medikation gut durchzuschlafen und sie kann wieder problemlos ihren Haushalt versorgen.*

Der Begriff Restless-Legs-Syndrom (übersetzt: Erkrankung der ruhelosen Beine; abgekürzt: RLS) bezeichnet eine sehr häufig übersehene Erkrankung, bei der der Botenstoff Dopamin im Gehirn eine zentrale Rolle spielt. Die Missempfindungen in den Beinen können ziehend, brennend oder kribbelnd sein. Typischerweise sind ein oder beide Beine betroffen. Bei bis zu 50 % der schwerer Erkrankten können auch die Arme betroffen sein. Die Beschwerden beginnen abends und sind in den frühen Morgenstunden am unangenehmsten. Manche Betroffene beschreiben es so, als habe man stundenlang im Auto gesessen, ohne die Möglichkeit gehabt zu haben, sich die Beine zu vertreten. Dieses Spannungsgefühl führt zu einem ständigen Bedürfnis, seine Beine zu bewegen. Das Bewegen der Beine bzw. der Fußgelenke führt jedoch nur kurzfristig, also für wenige Sekunden zu Linderung der Beschwerden, sodass die Betroffenen mitunter die ganze Nacht unruhig gequält im Bett liegen oder umhergehen, um dann im Morgengrauen erschöpft etwas Schlaf zu finden. Auch Lockerungsübungen oder abendlicher Sport können die Spannungsgefühle in den Beinen nicht mindern. Wie man sich vorstellen kann, stellt das Restless-Legs-Syndrom eine ganz erhebliche Belastung für die Betroffenen dar. Ausreichend Schlaf zu finden, ist mit dieser Erkrankung nahezu unmöglich. Oftmals ist den Betroffenen dabei nicht einmal bewusst, dass ihr Leiden überhaupt eine spezielle Bezeichnung hat und gut behandelbar ist. Auch von Hausärzten wird RLS oftmals nicht erkannt oder nicht richtig behandelt. Nicht selten werden den Betroffenen in Unkenntnis Neuroleptika gegeben, die ihrerseits selbst eine Bewegungsunruhe auslösen können. Im Fallbeispiel von Frau B. wurde ein Neuroleptikum gegeben, welches typischerweise zu einer Verstärkung der Unruhe führte. Viele Betroffene müssen erst einen langen Leidensweg zurücklegen, bis sie die richtige Diagnose und eine angemessene Behandlung ihrer Symptome erfahren.

## 8.1 Wer ist vom Restless-Legs-Syndrom betroffen?

Das RLS ist keineswegs eine seltene Erkrankung. In der Altersgruppe der über 60-Jährigen sind über 20 % von dieser Erkrankung betroffen. Mehr als die Hälfte der Betroffenen berichtet nicht nur von einer erheblichen Beeinträchtigung ihrer Schlafqualität, sondern auch von damit verbundenen Einschränkungen ihrer täglichen Lebensqualität. Frauen sollen doppelt so häufig wie Männer vom RLS betroffen sein. Man vermutet, dass das damit zusammenhängt, dass Frauen die Unruhe stärker wahrnehmen und daher häufiger darüber berichten. Aber auch ein Zusammenhang zwischen weiblichen Hormonen und der Symptomschwere wird diskutiert.

## 8.2 Was sind die Symptome des Restless-Legs-Syndroms?

Das Hauptsymptom des RLS besteht aus einem unangenehmen, unruhigen Gefühl in den Beinen, das abends beim Entspannen und/oder beim Einschlafen auftritt. Das unangenehme Gefühl kann ziehend, kribbelnd, brennend, reißend oder krampfartig sein. Meist fällt es dabei schwer, das Gefühl genauer zu lokalisieren. Es kann sowohl Unter- als auch Oberschenkel betreffen und lässt sich durch Bewegung der Beine kurzfristig lindern. Schmerzen sind für das RLS untypisch und finden sich eher bei Oedemen der Unterschenkel (Wasser in den Beinen). Mithilfe von Bewegungssensoren (siehe Abb. 9) kann man auch feststellen, dass die meisten Menschen mit RLS auch periodisch in Abständen von etwa 20–30 Sekunden mit den Beinen im Schlaf zucken. Gerade diese Zuckungen führen zu kurzen Aufwachvorgängen, die die Qualität des Schlafes negativ beeinflussen.

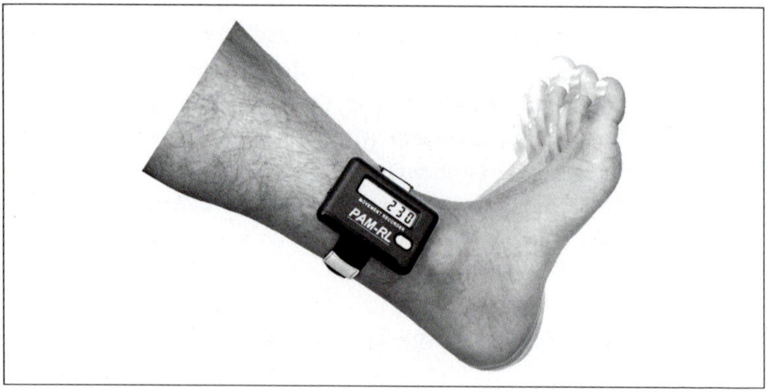


**Abbildung 9:** Bewegungsrecorder PAM-RL der Firma Somnomedics®. Das Gerät erkennt im Schlaf die typischerweise beim Restless Legs Syndrom auftretenden periodischen Beinbewegungen im Schlaf. Mit freundlicher Genehmigung der Firma Somnomedics®.

## 8.3 Einfluss auf Schlaf und kognitive Fähigkeiten

Darüber hinaus hat die Erkrankung ganz erhebliche Einflüsse auf den Schlaf, denn die beim RLS auftretenden periodischen Beinbewegungen im Schlaf führen ständig zu kurzen Weckreaktionen, die neben dem Einschlafen auch besonders das Durchschlafen sehr erschweren. Da unsere Nervenzellen im Schlaf während des Tags Erlebtes verarbeiten und abspeichern, können sich die Konzentrationsfähigkeit und Gedächtnisleistung durch die RLS bedingte Schlafstörung verschlechtern. Aus diesen Gründen ist gerade bei älteren Menschen mit Konzentrations- und Gedächtnisstörungen auch an ein RLS zu denken. Nicht selten wird voreilig der Verdacht auf eine beginnende Demenz geäußert, ohne dass vorher andere Gründe für eine Verschlechterung der kognitiven Funktionen ausgeschlossen wurden.

## 8.4 Seelische Belastung durch das Restless-Legs-Syndrom

Die quälende Unruhe und die Schlafstörungen stellen eine erhebliche Belastung dar, die Menschen mit RLS in tiefe Verzweifelung stürzen kann. Neben der Müdigkeit sind Albträume und Reizbarkeit keine Seltenheit. Der Leidensdruck kann so weit gehen, dass die Befürchtungen, den Alltagsanforderungen nicht mehr gewachsen zu sein, in Depressionen und Ängsten münden. Im Gegensatz zu Ängsten werden Depressionen im höheren Lebensalter oft nicht erkannt, da die Betroffenen nicht so traurig wirken und in erster Linie über Konzentrations-, Antriebs-, Gedächtnisstörungen, Reizbarkeit, Schmerzsyndrome, Schwindelgefühl, Appetitverlust und Schlafstörungen berichten. Bei schweren Fällen von RLS kann es sogar zu Selbstmordgedanken kommen.

Das Hauptproblem ist, dass RLS Betroffene ihre quälende Unruhe ihrem Partner und auch Ihrem Arzt nur schwer vermitteln können, daraus resultiert Unverständnis, man fühlt sich allein gelassen und bekommt das Gefühl, ein eingebildeter Kranker zu sein. Hier kann durch die Diagnosestellung schon sehr viel Entlastung gegeben werden. Bezüglich der medikamentösen Behandlung von Ängsten und Depressionen bei RLS sei angemerkt, dass vorzugsweise Bupropion (Elontril®) als antriebssteigerndes Antidepressivum und/oder Trazodon (Thombran®) als sedierendes Antidepressivum verordnet werden sollten, da diese beiden Präparate im Gegensatz zu anderen Antidepressiva das RLS nicht verschlimmern.

## 8.5 Wohin sollte man sich wenden, wenn man glaubt, am Restless-Legs-Syndrom zu leiden?

Wenn Sie die eingangs des Kapitels gestellte Frage mit »ja« beantwortet haben, dann haben Sie ziemlich sicher ein RLS und sollten offen mit Ihrem Hausarzt über diesen Verdacht sprechen. Das RLS ist grundsätzlich sehr einfach durch gezieltes Abfragen der Beschwerden zu diagnostizieren. Daher zur Übersicht nochmal die wichtigsten Aspekte zum RLS.

- Zwang die Beine zu bewegen, der mit Ziehen oder Kribbeln einhergeht
- Unruhegefühl tritt bevorzugt im Sitzen oder Liegen auf
- durch Dehnen oder Umhergehen kann die Unruhe gelindert werden
- das Unruhegefühl ist abends oder nachts am stärksten

Der Hausarzt wird Sie im Zweifel dann noch zum Neurologen überweisen, der Sie nochmal gründlich körperlich untersuchen wird. Sie können sich aber auch über das Internet die Adresse einer RLS Selbsthilfegruppe in Ihrer Nähe holen. Die Mitglieder der Selbsthilfegruppe werden Ihnen dann auf Nachfrage Ärzte empfehlen, mit denen sie gute Erfahrungen gemacht haben (Selbsthilfegruppen, siehe Anhang).

## 8.6 Niereninsuffizienz (Dialyse) und Restless-Legs-Syndrom

Menschen mit dialysepflichtiger (blutwäschepflichter) Niereninsuffizienz leiden häufig unter Ein- und Durchschlafstörungen in Zusammenhang mit RLS. Mit verantwortlich gemacht werden dafür durch die Blutwäsche bedingte Störungen des Eisenstoffwechsels. Wichtig ist, dass die Betroffenen nicht gegen Übelkeit bei Dialyse mit Metoclopramid (Paspertin®) behandelt werden, da dieses Medikament die Unruhe in den Beinen bei RLS verstärken kann. Hier sollte besser mit Domperidon (Motilium®) behandelt werden. Medikamentöse Behandlung siehe unter Punkt 8.7.

## 8.7 Was hilft gegen das Restless-Legs-Syndrom?

Neben den allgemeinen Verhaltensregeln zum gesunden Schlaf, die Sie in Kapitel 10 nachlesen können, kann es hilfreich sein, auf eine ausgewogene Ernährung zu achten. Denn wir wissen, dass ein Eisenmangel auch RLS auslösen oder verstärken kann. Hier sollte im Alter auf eine ausreichende Zufuhr von tierischen Eiweißen (Fisch, Fleisch, Geflügel, Leber) und Vitamin C haltigem Gemüse und Obst (Paprika, Kiwis, Erdbeeren, Orangen, Sauerkraut) geachtet werden. Wichtig ist dabei, dass kein Kaffee oder schwarzer Tee zu den Mahlzeiten getrunken wird, da Kaffee und Tee die Aufnahme von Eisen hemmen können. Auch Milchprodukte und Cola können die Eisenaufnahme ähnlich behindern.

In der Regel wird die Berücksichtigung dieser Ernährungsregeln nicht allein ausreichen, sodass Sie doch eine medikamentöse Behandlung brauchen. Der heutige Forschungsstand verbindet das RLS mit einem Mangel an einem ganz bestimmten Botenstoff namens Dopamin. Botenstoffe (auch Neurotransmitter genannt) haben die Aufgabe, Informationen von einer Nervenzelle zur nächsten zu übertragen. Dopamin reguliert im Gehirn eine ganze Reihe von Bewegungsabläufen. So sind Bewegungsstörungen bei Parkinsonerkrankung auch durch eine Störung der Dopaminfreisetzung bedingt. Obwohl das RLS ganz sicher nichts mit dieser Erkrankung zu tun hat, wird es trotzdem mit Parkinsonmedikamenten behandelt. Man verschreibt deshalb heutzutage für das RLS Medikamente, die so ähnlich wie der Botenstoff Dopamin auf die Nervenzellen wirken. Wir empfehlen Pramipexol (Sifrol®) und Ropinirol (Adartrel®), die im Gegensatz zu dem L-Dopa Präparat (Restex®) nach dem heutigen Kenntnisstand nach längerer Einnahme nicht sicher zu einer Verstärkung der RLS Beschwerden führen. Angemerkt sei, dass diese Medikamente als Nebenwirkung ein Übelkeitsgefühl erzeugen können. Diese Nebenwirkung ist aber harmlos und lässt sich gut mit Domperidon (Motilium®) behandeln. Auf keinen Fall sollte Metoclopramid (Paspertin®) gegen die Übelkeit eingenommen werden, da es die Unruhe in den Beinen verstärken kann. Abschließend sei noch daran erinnert, dass Sie im Falle einer Operation den Anaesthesisten über Ihr RLS informieren, da das unvermeidliche Liegen zusammen mit dem RLS und Wundschmerzen sehr quälend sein kann. Für diesen Fall eignen sich Opiatschmerzmittel, da diese neben den Schmerzen auch Ihr RLS lindern können.

# 9 Schlafstörungen bei neurodegenerativen Erkrankungen

## 9.1 Alzheimer-Demenz

Grundsätzlich unterscheiden sich die Veränderungen des Schlafes im normalen Alter nicht von denen bei Alzheimer-Demenz. Nur, dass die Veränderungen in der Regel bei der Alzheimer-Demenz rascher voranschreiten. Man kann sagen, dass die Schlafstörung und die Vergesslichkeit bei der Alzheimer-Demenz oft gleichzeitig zunehmen. Das ist nicht verwunderlich, da unsere Nervenzellen im Schlaf während des Tags Erlebtes verarbeiten und abspeichern. Im Schlaf sprechen sozusagen unsere Nervenzellen verstärkt untereinander, und es werden gerade für die Gedächtnisbildung notwendige neue Nervenzellen in der Region des Gehirns (Hippocampus) gebildet, die uns wie eine Bibliothekarin den Zugriff (das Erinnern) ermöglichen. Mit zunehmender Vergesslichkeit bei der Demenz klappt es eben dann mit dem Schlaf und auch mit der Neubildung von Nervenzellen nicht mehr so gut und die Betroffenen verbringen nachts zunehmend weniger Zeit schlafend im Bett. Der Schlaf ist weniger tief und wird häufiger durch Aufwachvorgänge unterbrochen. Erschwerend kann noch hinzukommen, dass ältere demente Menschen häufig auch ein Apnoe-Syndrom oder das Syndrom der ruhelosen Beine entwickeln können (siehe die entsprechenden Kapitel 7 und 8). Die fehlende Erholsamkeit des Schlafes begünstigt Nickerchen am Tage, während im normalen Alter bis zu eine Stunde mit Tageschläfchen verbracht wird, steigt die Tagesschlafdauer bei schwerer dementen Menschen auf bis zu 3–4 Stunden an.

*Sinnvoll sind aber auch für Demente nur bis zu 30 Minunten Mittagsschlaf in der Zeit bis 13.00 Uhr!*

Durch zuviele Nickerchen tagsüber ist verständlicherweise der Schlafdruck abends sehr gering, sodass schwerer demente Menschen abends nicht richtig müde werden und häufig sehr unruhig sind. Diese veränderten Schlafgewohnheiten führen dazu, dass die Unterschiede zwischen Tag und Nacht immer mehr verblassen.

*Aus diesem Grund sollten demente Menschen täglich eine halbe Stunde im Hellen spazierengehen oder im Rollstuhl spazierengefahren werden.* Erschwerend kommt hinzu, dass insbesondere in Seniorenheimen die Beleuchtung häufig nicht einmal 200 Lux überschreitet und außer den Mahlzeiten wenig klare Strukturen gegeben werden, um die innere Uhr täglich neu abzugleichen (Lichtintensität kann einfach mit einem Luxmeter bestimmt werden; Vertrieb z. B. im Internet über die Firma Conrad Elektronik®). So dämmern viele ältere demente Menschen mehr oder weniger den Tag vor sich hin, können dann verständlicherweise nachts nicht schlafen und bekommen möglicherweise um die Ruhe der Zimmernachbarn nicht zu stören, Neuroleptika oder Schlafmittel, die häufig die Sturzgefahr erhöhen und schlimmsten Falls auch noch am folgenden Tage benommen machen können. Erschreckend in diesem Zusammenhang ist eine neuere Untersuchung aus Pflegeheimen, bei der herauskam, dass Bewohner von Doppelzimmern im Vergleich zu Bewohnern von Einzelzimmern doppelt so häufig Neuroleptika verordnet bekamen! *Zur Verbesserung des Schlafes sollte mit dementen Menschen abends für mindestens eine Stunde Lichttherapie mit 2500 Lux durchgeführt werden. Am besten ist eine entsprechend verstärkte Deckenbeleuchtung, sodass in Augenhöhe 2500 Lux erreicht werden.*

Dies zeigt, dass im Rahmen einer Demenz Erkrankung viele Faktoren, wie zu wenig Bewegung, keine ausreichende Beleuchtung, zu wenig mitmenschliche Ansprache oder müde machende Medikamente eine Störung des Schlaf-/Wachrhythmus auslösen bzw. verstärken und aufrechterhalten können. Nicht selten nehmen diese Störungen des Schlafes bei dementen Menschen ausgesprochen dramatische Formen an und führen zu einer erheblichen seelischen Belastung für Angehörige und pflegende Personen. In vielen Fällen sind es gerade diese Belastungen, die zu einer Einweisung der Betroffenen in ein Pflegeheim oder auch notfallmäßig in eine psychiatrische Klinik führen.

Die nächtliche Pflege ist oft für die Betreuenden besonders belastend, da das Verhalten der Dementen wenig vorhersehbar ist und ständige Wachsamkeit erfordert (z. B. wenn die Betroffenen nachts umherwandern oder gar das Haus verlassen möchten). Die dadurch bedingte Störung des Schlafes der Betreuenden führt ganz häufig zu depressiven Symptomen und schneller Ermüdbarkeit am Tage. Die eigene Erschöpfung der Betreuenden kann dazu führen, dass die häufigen Nickerchen der Erkrankten tagsüber ganz dankbar angenommen werden, um etwas Zeit für sich und andere Tätigkeiten zu haben. Leider wird dabei in Unkenntnis übersehen, dass durch die häufigen kleinen Schlafphasen am Tage die Unterschiede zwischen Tag und Nacht für den Dementen immer mehr verschwinden und dieser dann häufig nachts noch vermehrt aktiv ist. Somit entsteht schnell ein Teufelskreis aus nächtlichen Schlafstörungen, Tagschlafen und wiederum nächtlichen Schlafstörungen, der auch den betreuenden Angehörigen den erholsamen Schlaf raubt. Im Sinne der Selbstfürsorge ist es sinnvoll, dass die Betreuer sich selbst auch regelmäßige Freiräume einräumen. Entlastung können hier Tagespflegeeinrichtungen bringen. *Ansonsten sollte daraufgeachtet werden, dass die Betroffenen immer zu gleichbleibenden Zeiten aufstehen und zu Bett gehen. Das Mittagsschläfchen sollte spätestens um 13.00 Uhr absolviert sein und nicht länger als 30 Minuten dauern. Die Betroffenen sollten regelmäßig jeden Tag einen halbstündigen Spaziergang und abends für eine Stunde Lichttherapie mit 2500 Lux bekommen.* Bei schwerer dementen Angehörigen sollte man sich rechtzeitig um die Unterbringung in einer geeigneten Einrichtung kümmern, sodass eine an die Demenzerkrankung angepasste, optimale Betreuung stattfinden kann. Dort kann mithilfe nicht überfordernder Aktivierung (regelmäßige Spaziergänge, leichte Gymnastik, soziale Kontakte, Angehörigenbesuche) und Aufenthaltsräumen mit ausreichender Beleuchtung (ca. 2500 Lux) zur Stabilisation des Schlaf-/Wachrhythmus beigetragen werden.

## 9.2 Unruhezustände in der Dämmerung (englisch: Sundowning)

Eine häufige Störung bei Menschen mit Alzheimer-Demenz ist das so genannte »Sundowning«. Hierbei handelt es sich um eine in der Dämmerung oder frühen Nacht auftretende Unruhe und Erregtheit, bei der die Betroffenen desorientiert sind, oft unkontrollierbar schreien, schwer zu beruhigen sind und sich durch ihr Verhalten gefährden. Auslöser für diese Unruhezustände sind häufig Gespräche von Mitbewohnern oder irritierende Geräusche, z. B. durch Reinigungspersonal oder Essenswagen. Sundowning wird durch die Schwere der Demenz wie auch durch räumliche Veränderungen verschlimmert. Zum besseren Verständnis dieser Unruhezustände muss man sich vor Augen führen, dass die täglichen (zirkadianen) Rhythmen des menschlichen Körpers (Temperatur, schlafen & wachen, Hormonausschüttung usw.) gerade bei dementen Menschen immer ungenauer ablaufen und daher von außen durch menschliche Kontakte, Bewegung und vor allem ausreichende Lichtintensität in den bewohnten Räumen stabilisiert werden müssen. So tritt das Sundowning typischerweise in der Dämmerung auf, wenn die aktivierende Wirkung des Tageslichts wegfällt. Die Betreffenden schlafen nicht richtig, sind aber auch nicht richtig wach, sodass sie bestimmte Geräusche oder auch eine fremde Umgebung sehr ängstigen. Für uns, nicht an Demenz Erkrankte, wäre vergleichbar, wenn wir nachts am Bett das Telefon klingeln hören, noch halb schlafend den Hörer abnehmen, aber dann nicht richtig aufwachen. Ein solcher Zustand würde uns auch sehr ängstigen. Hier kann es hilfreich sein, kontinuierlich tagsüber für eine ausreichende Beleuchtung (2500 Lux) zu sorgen, da das menschliche Auge im Alter durch Linsentrübung und Gelbfärbung sehr viel mehr Licht braucht, als das jüngerer Erwachsener. Wir brauchen das Licht zum einen, um sehen zu können, zum anderen wird die Beleuchtungstärke und Dauer auch direkt an unsere innere Uhr (Nucleus suprachiamaticus) im Gehirn weitergegeben. Folglich kann Lichttherapie auch bei Menschen wirken, die nicht mehr gut sehen können, oder durch Erkrankung der Sehrinde des Gehirns ihr Augenlicht verloren haben. Somit kann Licht uns helfen, unsere Zeit- und Tagesstruktur aufrechtzuerhalten, auch wenn wir schon sehr vergesslich sind. In diesem Sinne reduziert eine abendliche 30-minütige Lichttherapie (10 000 Lux) bei dementen Patienten nächtliche Unruhe und Umherwandern, aber auch morgendliche Lichttherapie ist wirksam. Noch einfacher ist es, die Beleuchtung in den Auftenthaltsräumen und Fluren auf ca. 2500 Lux in Augenhöhe zu erhöhen (Lichtintensität kann einfach mit einem Luxmeter bestimmt werden; Vertrieb z. B. im Internet über die Firma Conrad Elektronik®). Durch diese einfache Maßnahme kann man auch bei schwerer dementen Menschen den Nachtschlaf stabilisieren. Hierzu ist jedoch anzumerken, dass Menschen mit sehr weit fortgeschrittener Demenz von Lichttherapie oftmals nicht mehr so gut profitieren können. Bei diesen Patienten sollte daher zumindest sichergestellt werden, dass sie einen geregelten und stabilen Tagesrhythmus (Essen, Toilettengänge, Spaziergänge etc.) verbunden mit ausreichenden sozialen Kontakten haben und dass, ganz wichtig, auch die körperliche Aktivierung nicht zu kurz kommt.

## 9.3 Medikamentöse Therapie des Sundownings

Erst, wenn unsere Versuche, Unruhezustände bei dementen Menschen mit ausreichender Beleuchtungsdichte und klar strukturiertem Tagesprogramm mit begrenztem Mittagsschläfchen zu behandeln nicht zum erwünschten Erfolg führen, sollte man an eine medikamentöse Behandlung denken. Am wenigsten eingreifend ist ein Therapieversuch mit Melatonin. Melatonin wird normalerweise selbst vom Gehirn gegen 20.00 Uhr freigesetzt und gibt unseren Nervenzellen im Gehirn das Signal für die Vorbereitung auf die Nachtruhe. In Deutschland kann ab dem 55. Lebensjahr nur ein retardiertes Melatonin (Circadin®, Tagestherapiekosten ca. 1,25 €) verordnet werden. Alternativ kann ein nicht retardiertes Melatonin über Privatrezept über die internationale Apotheke bezogen werden (Tagestherapiekosten liegen bei ca. 40 Cent für 3 mg). Melatonin wirkt aber nur, wenn es immer zu gleichen Zeit um etwa 20.00 Uhr (2 Stunden vor dem Schlafengehen) eingenommen wird. Um eine positive Wirkung auf nächtliche Unruhezustände zu erzielen, muss Melatonin langfristig eingenommen werden. Interessant in diesem Zusammenhang ist auch, dass Musiktherapie bei dementen Menschen die Melatoninspiegel erhöhen soll und möglicherweise über diesen Mechanismus auch beruhigend wirkt. Abschließend sei noch angemerkt, dass es außer dem Neuroleptikum Risperidon (Risperdal®, 1 mg) keine Medikation gibt, die zur Therapie von Verhaltensstörungen bei Dementen zugelassen ist. Hilfreich können aber sog. Antidementiva (Acetylcholinesterasehemmer) sein, die morgens oder mittags gegeben helfen können, den Schlaf-/Wachrhythmus zu stabilisieren. Diese Medikamente verlangsamen den Abbau eines bestimmten Botenstoffes im Gehirn, des Acetylcholins, sodass dieser anregend wie Kaffee auf die Nervenzellen wirkende Botenstoff länger zur Verfügung steht. Sie helfen damit, das Fortschreiten der Erkrankung zu verzögern und erhalten für längere Zeit die Fähigkeit, Aktivitäten des täglichen Lebens zu bewältigen. Auf keinen Fall sollte aus schlafmedizinischer Sicht das Neuroleptikum Haloperidol (Haldol®) gegeben werden, da letzteres eine Schlaf-/Wachrhythmusstörung sogar noch verstärken kann.

## 9.4 Parkinson-Erkrankung (Morbus Parkinson)

Bei der Parkinson Erkrankung gehen Nervenzellen der sog. Substantia nigra im Mittelhirn zugrunde. Dadurch wird weniger Information zu höher gelegenen Bereichen des Gehirns mit dem Botenstoff Dopamin übertragen und es treten Bewegungseinschränkungen bis zur Bewegungslosigkeit, Zittern und Muskelsteifigkeit auf. Neben diesen Symptomen berichten bis zu 80 % der Menschen mit Parkinson-Erkrankung über zum Teil erhebliche Schlafstörungen. In der Schlafuntersuchung findet man bei den Betroffenen eine verlängerte Einschlafphase sowie Verminderungen des Tiefschlafes und häufig auch eine REM-Schlaf-Verhaltensstörung, auf die wir weiter unten noch eingehen werden. Häufig sind auch nächtliches Schnarchen und ein Schlaf-Apnoe-Syndrom sowie periodische Beinbewegungen im Schlaf (siehe unter Kapitel 8 Restless Legs Syndrom). Erschwerend kommt noch hinzu, dass die Hälfte der Parkinson Erkrankten zusätzlich noch unter Depressionen leidet, die wiederum auch den Schlaf verschlechtern können. Aber auch verordnete L-Dopa Präparate oder sog. Dopaminagonisten können den Schlaf besser oder unter zu hoher Dosierung wiederum auch schlechter machen. Deshalb sollten die Betroffenen sehr genau darauf achten, wie sich ihr Schlafverhalten unter der Parkinsonmedikation verändert.

## 9.5 Nächtliche Steifigkeit, Zittern und Schmerzen

Neben der Muskelsteifigkeit kann auch ausgeprägtes Zittern bei Parkinson Erkrankten das Ein- und Durchschlafen sehr erschweren. So ist die Entspannung der Muskulatur ein ganz wesentlicher Faktor um vom Wachen in den Schlaf hinüberzugleiten. Dazu nehmen wir gern eine Haltung ein, die sich in langer Gewohnheit als angenehm herausgestellt hat. Manche liegen gern auf der linken Seite oder andere auf dem Bauch. Hier können die Steifigkeit oder dadurch hervorgerufene Muskelschmerzen bei Parkinson Erkrankten das Einschlafen sehr erschweren. Auch für das erholsame Durchschlafen kann die Einschränkung der Beweglichkeit abträglich sein, denn es ist nicht so, dass wir morgens in der Haltung erwachen, in der wir abends zuvor zu Bett gegangen sind. Wir ändern nachts häufig unsere Körperlage, dies findet besonders beim Übergang aus dem NONREM- zum REM-Schlaf statt. Durch das Absinken der

Medikamentenspiegel kann es daher in der zweiten Nachthälfte zu starker Unbeweglichkeit kommen, die die natürlichen Bewegungen und damit auch den Schlaf hemmt. In diesen Fällen könnte die Ergänzung der abendlichen L-Dopa Medikation durch einen langwirksamen Dopamin-Agonisten hilfreich sein. Manchmal ist es auch notwendig, beim Erwachen in der zweiten Nachthälfte zusätzlich ein Parkinson-Medikament, z. B. schnellwirksames, lösliches L-Dopa einzunehmen. Andererseits können diese Medikamente auch wach machen. Auf jeden Fall sollte darauf geachtet werden, dass die sog. Glutamat-Antagonisten wie z. B. Selegilin und der Enzymhemmer Amantadin nicht abends eingenommen werden. Selegilin sollte spätestens zur Mittagszeit, Amantadin spätestens bis 16.00 Uhr eingenommen werden.

Häufig leiden Menschen mit Parkinson Erkrankung unter heftigen Beinbewegungen im Schlaf (siehe auch Kapitel 8 Restless Legs Syndrom), die das Durchschlafen sehr erschweren können. Mithilfe kleiner Bewegungssensoren lassen sich diese Bewegungen nachweisen und deren Auftreten durch eine Erhöhung bzw. durch die zusätzliche Gabe von Dopaminagonisten vor dem Schlafengehen erfolgreich lindern. Einfache »Hausmittel« können ebenfalls bei Einschlafstörungen hilfreich sein. Hierzu zählen zum Beispiel warme Fußbäder bei kalten Füßen vor dem Schlafengehen. Auch Entspannungstechniken wie das autogene Training sind einschlaffördernd. Viele Patienten beklagen nicht nur Schlafstörungen, sondern auch vermehrte Tagesmüdigkeit, die häufig auf die Parkinson Medikamente zurückzuführen ist und mit der Zeit in der Regel wieder nachlässt. Sollten trotz aller Bemühungen die Schlafstörungen fortbestehen, kann versucht werden, mit dem sedierenden Antidepressivum Trimipramin (Stangyl®, Dosis 25–100 mg, Einnahme um 20.00 Uhr) den Schlaf zu verbessern. Besteht neben der Schlafstörung auch ein ausgeprägtes Zittern (Tremor), welches das Einschlafen stört, kann auch das Antidepressivum Amitriptylin (Saroten®, Dosis 25–100 mg, Einnahme um 20.00 Uhr) eingesetzt werden, da durch dieses Medikament neben dem Schlaf auch das Zittern positiv beeinflusst werden kann.

## 9.6 Albträume

Im späteren Verlauf oder manchmal durch Medikamente bedingt, kann es außerdem zu nächtlichen Albträumen oder Trugbildern kommen. Oft liegt dies an einer zu starken Medikamentenwirkung. Derartige Schlafprobleme sollten unverzüglich dem behandelnden Arzt mitgeteilt werden, damit dieser entweder durch eine Umstellung der Medikamente oder durch Zugabe von Medikamenten den Schlaf verbessern kann (gut geeignet ist dafür Quetiapin (Seroquel® 25–100 mg)). Dabei sollte unbedingt auch der Partner des Betroffenen zu den nächtlichen Ereignissen befragt werden. Treten nachts Unruhe, Herumwandern und Aggression auf, an die morgens noch blaue Flecke erinnern, könnte es sich auch um eine REM-Schlaf-Verhaltensstörung handeln, auf die wir weiter unten noch ausführlich eingehen werden. Nächtliche Albträume können aber auch ein Frühwarnsymptom für eine medikamenten-induzierte Psychose sein.

## 9.7 Medikamenten-induzierte Psychose

In manchen Fällen kann es aufgrund der Medikation zu Nebenwirkungen kommen, die als medikamenten-induzierte Psychose bezeichnet werden. Dabei treten Verwirrtheitszustände und Sinnestäuschungen (Halluzinationen) auf. Diese Halluzinationen beginnen oft als harmlose Sinnestäuschungen, bei denen der Betroffene Tiere, Personen oder Gegenstände sieht, von denen er anfangs oft noch weiß, dass sie nicht vorhanden sind. Auch ein erhöhtes Misstrauen oder Gefühl der Beobachtung kann beginnen. Neben zu hohen Dosierungen der Parkinson Medikamente können diese Zustände sehr häufig durch nicht ausreichendes Trinken (gerade in heißen Sommermonaten) oder auch durch Entzündungen und Infektionserkrankungen (z. B. grippale Infekte im Winter) ausgelöst werden. Auf jeden Fall sollte man bereits bei ersten Anzeichen einer beginnenden Verhaltensauffälligkeit (Verwirrtheit, Ängste, Halluzinationen) sofort den Arzt aufsuchen. Treten Trugbilder und Unruhe nur nachts auf, kann gegebenenfalls unter ärztlicher Kontrolle durch eine Reduktion der Parkinson Medikamente und/oder durch die Gabe des Neuroleptikums Quetiapin (Seroquel®, 25–100 mg, Einnahme 20.00 Uhr) der Nachtschlaf verbessert werden. Auf jeden Fall sollte jedoch niemals eigenmächtig die ärztlich verordnete Medikation verändert werden. Manche Medikamente müssen sehr langsam und schrittweise abgesetzt werden.

## 9.8 REM-Schlaf-Verhaltensstörung

Bei Parkinson Erkrankten findet sich sehr häufig eine REM-Schlaf-Verhaltensstörung. Der REM-Schlaf ist das Schlafstadium, das durch schnelle Augenbewegungen (auf Englisch: Rapid Eye Movement, abgekürzt: REM) gekennzeichnet ist und aus dem wir uns nach Weckungen am meisten an Träume erinnern. Damit wir unsere Träume nicht ausleben, hat die Natur dafür gesorgt, dass die Muskeln unseres Körpers im REM-Schlaf erschlaffen. Genau diese Muskelerschlaffung im REM-Schlaf funktioniert bei der REM-Schlaf-Verhaltensstörung nicht mehr. Die Betroffenen weisen häufig am Kopf und an den Armen blaue Flecke auf, die sie sich zuziehen, wenn sie unvermittelt plötzlich nachts aus dem Bett aufspringen, um sich schlagen oder gegen den Schlafzimmerschrank laufen. In den ausgelebten Träumen fühlen sich die Betroffenen häufig bedroht, sodass auch Verletzungen der Bettpartner mit Todesfolge vorkommen können. Es ist daher nicht sinnvoll, die Betroffenen beruhigen zu wollen. Am nächsten Morgen erinnern sich die Betroffenen oft an intensive Träume mit aggressiv getönten Inhalten. Typischerweise treten diese Ereignisse 2-mal pro Woche und bis zu 3–4-mal pro Nacht auf. Neben Parkinson Erkrankten findet sich die REM-Schlaf-Verhaltensstörung auch bei der Lewy Körperchen Demenz. Verstärkt werden kann eine REM-Schlaf-Verhaltensstörung durch Alkohol, Antidepressiva, Selegelin (Parkinsonmedikament).

## 9.9 Therapie der REM-Schlaf-Verhaltensstörung

Die REM-Schlaf-Verhaltensstörung bedarf in der Regel einer medikamentösen Behandlung. Gute Erfolge auch in der langfristigen Behandlung können hierbei mit Clonazepam (Rivotril®) in einer Dosierung von 0,5–1 mg zur Nacht erzielt werden. Hierbei handelt es sich um einen Wirkstoff aus der Klasse der Benzodiazepine, die dämpfend auf unser Nervensystem wirken. Normalerweise sollten Benzodiazepine aufgrund ihres Suchtrisikos nicht längerfristig eingenommen werden. Dies trifft aber nicht auf die REM-Schlaf-Verhaltensstörung zu, da Clonazepam bei dieser Erkrankung auch längerfristig eine gute Wirksamkeit zeigt, ohne dass eine Dosiserhöhung notwendig wird.

Bleiben zufriedenstellende Ergebnisse aus, kann an die Zugabe von Melatonin (3–6 mg) gedacht werden. Wichtig ist dabei, dass es immer zur gleichen Uhrzeit um 20.00 Uhr eingenommen wird. In Deutschland ist nur ein retardiertes Melatonin (Circadin®) ab dem 55. Lebensjahr zugelassen (Tagestherapiekosten für 2 mg ca. 1,25 €), ansonsten kann ein nicht retardiertes Melatonin über Privatrezept über die internationale Apotheke bezogen werden (Tagestherapiekosten für 3 mg ca. 40 Cent), alternativ ist es in den USA im Supermarkt sehr günstig erhältlich. Erwähnt sei auch noch, dass bestimmte Antidepressiva aus der Klasse der Serotonin-Wiederaufnahmehemmer (SSRI) und Serotonin-Noradrenalin-Wiederaufnahmehemmer (SNRI) den Muskeltonus im REM Schlaf erhöhen und somit das Risiko des Auftretens einer REM-Schlaf-Verhaltensstörung verstärken. Tritt diese Störung also plötzlich auf, sollten auch die aktuell eingenommenen Medikamente als mögliche Auslöser überprüft werden.

## 9.10 Harndrang

Auch eine Reizblase mit häufigem nächtlichem Wasserlassen kann das Durchschlafen erschweren. Zunächst sollte darauf geachtet werden, dass der Hauptteil der notwendigen Trinkmenge vor 18.00 Uhr getrunken wird, sodass der Körper ausreichend Zeit hat, das Wasser vor dem Schlafengehen auszuscheiden. Auch eine Urinflasche oder ein Nachttopf am Bett können helfen, die Zeit bis zum Wiedereinschlafen zu verkürzen. Die medikamentöse Behandlung der Blasenstörung kann in vielen Fällen einen ausreichenden Schlaf ermöglichen. Bleibt der Harndrang trotz optimaler Einstellung der Parkinson-Medikamente bestehen, kann die Gabe von sog. Anticholinergika (Medikamente, die zur Entspannung der Blase führen), wie Darifenacin (Emselex®), Oxybutynin (Dridase®) erwogen werden, wobei Darifenacin das nebenwirkungsärmere der beiden Präparate ist. Auf keinen Fall sollten diese Medikamente aber eingenommen werden, wenn während des Wasserlassens keine vollständige Blasenentleerung erfolgt (Miktionsstörungen). Besteht unabhängig vom Harndrang auch eine Durchschlafstörung, so kann versucht werden, mit dem Antidepressivum Amitriptylin (Saroten®, Dosis 25–100 mg, Einnahme um 20.00 Uhr) neben der Schlafstörung auch gleichzeitig den häufigen

Harndrang zu behandeln. Dies ist möglich, da Amitriptylin ähnliche Eigenschaften aufweist wie die Anticholinergika, die zur Entspannung der Blase führen.

## 9.11 Schlafhygiene bei Parkinson

Die Schlafhygiene ist für Parkinson Erkrankte besonders wichtig. Als Schlafhygiene bezeichnen wir dabei Regeln, durch deren Beherzigung man den Schlaf »pflegt« und dadurch im übertragenen Sinne »reinhält«. Einige Punkte der Schlafhygiene, wie die Raumtemperatur und der Geräuschpegel im Schlafzimmer, leichte Kost am Abend, der Abendspaziergang, das Duschen vor dem Schlafengehen und die Einschlafrituale sind allgemeingültig und werden in Kapitel 10 noch ausführlicher dargestellt. Für Parkinson Erkrankte sind jedoch noch einige wichtige Punkte zu beachten: Härtere Unterbetten verhindern das Einsinken und erleichtern Bewegungen im Schlaf. Elektrisch verstellbare Betten (auch in der Höhe) lassen sich nach eigenen Bedürfnissen einstellen, sodass das Einschlafen oder auch der nächtliche Gang zur Toilette leichter fällt. Je glatter das Material der Bettwäsche ist, desto leichter fällt das Umdrehen im Bett. Seide und Satin kommen hierfür besonders in Frage. Die Bettdecke sollte möglichst leicht sein um die Bewegungsfreieit wenig einzuschränken. Eine zusätzliche Aufrichthilfe am Bett kann ebenfalls die Bewegungen erleichtern. Bei nächtlichen Schweißausbrüchen sollte auf atmungsaktive und feuchtigkeitsaufnehmende Schlafanzüge geachtet werden (z. B. Baumwolle). Um bei Bedarf einen Schlafanzug wechseln zu können, sollte vor dem Schlafengehen ein Schlafanzug und ein Handtuch zum Abtrocken bereitliegen.

# 10 Was gibt es für Möglichkeiten, den Schlaf zu verbessern?

Wenn die Schlafprobleme länger andauern, wirkt sich das bald auf die gesamte Lebensqualität aus: Die Nächte werden durch Wachliegen, Hin- und Herwälzen, Grübeln und Ärgern über das Wachliegen zur Qual; und auch der Partner/die Partnerin tut bald kund, dass er/sie die ständige Unruhe im Bett schwer ertragen kann. Die Tage hingegen sind geprägt von Müdigkeit, Konzentrationsschwäche und Antriebslosigkeit. Hinzu kommen belastende Gedanken über die unerledigten Dinge sowie Ängste vor der nächsten schlaflosen Nacht. Deshalb wird häufig probiert, mit kleinen »Nickerchen« und Ausruhpausen und frühem Zubettgehen den verlorenen Schlaf nachzuholen. Die Stimmung rutscht in den Keller und man fühlt sich schnell gereizt. Spätestens zu dieser Zeit beginnt die Suche nach Möglichkeiten, den Schlaf zu verbessern. Häufig führt der erste Weg in die Apotheke oder zum Hausarzt mit der Erwartung, etwas »für den Schlaf« verschrieben zu bekommen. Schlaftabletten oder etwas zur Beruhigung, so hofft man, werden die Schlafstörungen und die damit zusammenhängenden Folgen (zumindest vorläufig) verbessern.

Vielen Menschen ist nicht bekannt, dass es auch andere, nicht-medikamentöse Möglichkeiten gibt, den Schlaf ebenso effektiv wie nachhaltig zu verbessern und dass man in vielen Fällen langfristig sogar besser mit einer nicht-medikamentösen Therapie der Schlafstörung beraten ist. Auf einige Gründe, weshalb gerade im Alter lieber auf eine medikamentöse Therapie von Schlafstörungen verzichtet werden sollte, werden wir in Kapitel 12 zu sprechen kommen. Zu den nicht-medikamentösen Therapiebausteinen gehört beispielsweise, bestimmte Regeln zur Verbesserung des Schlafes kennenzulernen sowie zu erlernen, wie man schlafverschlechternde Gedanken vermeiden kann. Weiterhin können die regelmäßige Anwendung von Entspannungstechniken sowie eine klare Einhaltung der Schlaf-/Wach-Zeiten besonders hilfreich sein.

**Können diese Maßnahmen tatsächlich helfen?**

Am Beispiel von Frau M. wollen wir das im Laufe dieses Kapitels verdeutlichen:

Frau M. ist 68 Jahre alt und lebt alleine in einem kleinen Haus am Stadtrand. Wegen Ihrer Müdigkeit geht Frau M. schon sehr früh um 20.30 Uhr zu Bett, häufig kann sie aber nicht einschlafen und wälzt sich stundenlang im Bett herum. Oft schaut Sie dann zur Uhr und denkt mit Schrecken an die morgige Tagesmüdigkeit. Morgens fällt es ihr dann schwer aufzustehen und sie bleibt bis 9.00 Uhr oder 9.30 Uhr im Bett liegen. Nach dem Aufstehen fühlt sie sich zerschlagen und langsam zu schwach, um den Garten zu pflegen oder für große Einkäufe in die Stadt zu fahren. Ihre Kinder leben weit entfernt und können ihr bei diesen Dingen nicht zur Hand gehen. Eine ihrer Freuden ist die Ablenkung beim nachmittäglichen Kaffee mit ihren Freundinnen. Um nach Erledigung der Alltagsaufgaben nicht von der Müdigkeit übermannt zu werden und das Treffen auch genießen zu können, macht Frau M. zwischen Mittagessen und Kaffee regelmässig ein Nickerchen von 15.00 bis 16.00 Uhr. Abends jedoch kommen dann die Ängste vor der schlaflosen Nacht wieder. Um den Schlaf zu verbessern, trinkt sie öfters vor dem Schlafengehen ein Gläschen Cognac, um sich zu entspannen. Das hilft ihr, die Ängste vor der Nacht zu vergessen und sie kann mithilfe des Alkohols leichter einschlafen. Allerdings erwacht Frau M. dann trotzdem regelmäßig nach 1,5 Stunden wieder.

Was genau macht Frau M. falsch, was müsste sie anders machen, um besser schlafen zu können?

Das praktische Vorgehen wollen wir Ihnen in den folgenden Kapiteln genau vorstellen. All die dazu notwendigen Maßnahmen sind leicht verstehbar und erlernbar und für jeden Menschen anwendbar. Sie stellen die Basis der Therapie von Ein- und Durchschlafstörungen (den sog. Insomnien, siehe Kapitel 1.3) dar. Im Gegensatz zu einer medikamentösen Verbesserung des Schlafes sind sie nicht risikobehaftet und ein Leben lang nebenwirkungsfrei anwendbar. Ihre Wirksamkeit konnte inzwischen vielfach belegt werden. Die folgenden Ausführungen geben eine ausführliche Beschreibung der einzelnen Techniken, sodass Ihnen bereits praktische Hinweise an die Hand gegeben werden. Jedoch ist es bei länger anhaltenden Schlafstörungen dringend zusätzlich zu empfehlen, sich zur detaillierten Abklärung der Schlafstörung (z. B. auch einer möglichen

Verschlechterung des Schlafes durch eine körperliche Erkrankung) und der therapeutischen Optionen an spezialisierte Therapeuten zu wenden. Zusammen kann man entscheiden, welche Therapiemethode oder welche Kombination von Methoden im eigenen Fall am sinnvollsten ist und der Betreffende kann Unterstützung bei der Durchführung erhalten. Im Anhang dieses Ratgebers finden Sie Adressen von speziellen Schlaflaboren und Selbsthilfegruppen, die Ihnen bei der Suche nach dem richtigen Ansprechpartner behilflich sein können.

## 10.1 Regeln zur Verbesserung des Schlafes (Schlafhygiene)

Im Folgenden werden einige Regeln zur Verbesserung des Schlafes erläutert. Im Prinzip zielen diese auf eine Veränderung bestimmter, den Schlaf potenziell störender Gewohnheiten ab. Dabei könnte es sich beispielsweise um den Verzicht auf koffeinhaltige Getränke ab einer bestimmten Uhrzeit handeln. Im Falle unserer Frau M. würde das bedeuten, dass sie nachmittags mit Ihren Freundinnen nur noch koffeinfreien Kaffee trinken würde, so könnte durch das Weglassen des anregenden Koffeins das Einschlafen verbessert werden. Natürlich ist dies nur ein Faktor unter mehreren Faktoren, der eine Schlafstörung aufrechterhalten kann. Unter dem Begriff Schlafhygiene werden diese schlafabträglichen Faktoren bzw. deren Vermeidung abgehandelt.

Als Schlafhygiene bezeichnen wir Regeln, durch deren Beherzigung man den Schlaf »pflegt« und dadurch im übertragenen Sinne »rein«, also ungestört, erhalten soll. Der Sinn dieser Regeln und die Art, in der diese zur Verbesserung von Schlafstörungen beitragen, sind relativ leicht verständlich und vielen Menschen häufig bereits bekannt. Lassen Sie sich nicht von ihrer Einfachheit täuschen! Es folgt eine Auflistung der wichtigsten Verhaltensregeln.

- nach dem Mittagessen keine koffein/teeinhaltigen Getränke (Kaffee, Schwarztee, Grüntee, Cola, Red Bull) mehr trinken
- Alkohol grundsätzlich vermeiden und keinesfalls als Schlafmittel einsetzen
- keine schweren Mahlzeiten am Abend
- Begrenzung von Nickerchen auf täglich 30 Minuten in der Zeit vor 14.00 Uhr

- regelmäßige körperliche Aktivität (tgl. einen 30-minütigen Spaziergang)
- Vermeiden seelischer oder körperlich belastender Anstrengung 3 Stunden vor dem Zubettgehen
- Ein persönliches Einschlafritual einführen
- im Schlafzimmer für eine angenehme Atmosphäre sorgen
- in der Nacht nicht auf den Wecker oder die Armbanduhr schauen

### Koffein

Verbreitet ist beispielsweise das Wissen darüber, dass Koffein wach macht. Wir konsumieren Kaffee als Genussmittel, jedoch auch, um uns wacher zu fühlen, da das im Kaffee enthaltene Koffein auf unseren Körper stimulierend wirkt. Leicht einsehbar ist somit, dass koffeinhaltige Getränke, zu denen neben Kaffee auch Cola und schwarzer sowie grüner Tee zählen, dem Schlaf eher abträglich sind. Folgendes ist daher von größter Bedeutung: Obwohl wir nach 1–2 Stunden nicht mehr das Gefühl haben, dass der Kaffee noch »wirkt«, kann das Koffein, sozusagen von uns unbemerkt, unseren Körper mit seiner stimulierenden Wirkung noch weiterhin beeinflussen. Aus diesem Grund sollten Menschen mit Schlafstörungen auf den Genuss koffeinhaltiger Getränke spätestens nach dem Mittagsessen, am besten jedoch sogar ganz verzichten. Dies mag besonders im Hinblick auf die durch die Schlafstörung verursachte Tagesmüdigkeit zunächst schwer fallen. Es ist wichtig zu erkennen, dass die durch den Konsum koffeinhaltiger Getränke herbeigeführte Verringerung der Müdigkeit zwar eine kurzfristige Verbesserung bewirkt, aber die Schlafstörung verstärken kann und somit auch wieder die Tagesmüdigkeit im Sinne eines Teufelskreises aufrechterhalten wird.

### Alkohol

Ein ähnliches Problem stellt der Konsum von Alkohol dar, v.a. als Einschlafhilfe kurz vor dem Schlafengehen. Der Erfahrung der meisten Menschen wird entsprechen, dass Alkohol das Einschlafen erleichtert. Warum also soll sich Alkohol negativ auf den Schlaf auswirken? Der Grund hierfür liegt darin, dass Alkohol zwar anfangs den Tiefschlaf vermehrt, allerdings bei längerem Konsum unterdrückt bzw. vermindert. Nicht nur das, sondern Alkohol verschlechtert auch den Schlaf in der zweiten Nachthälfte deutlich. Zudem wird auch der REM-Schlaf (siehe Kapitel 1.1) durch den Alkoholkonsum unterdrückt. Daher führt regelmäßiger Alkoholkonsum also längerfristig zu einer Unterdrückung der Schlafphasen. Das bedeutet, dass der Schlaf störanfälliger wird und auf Dauer unsere Tagesleistungsfähigkeit abnimmt. Deshalb sollten Menschen mit Schlafstörungen Alkohol generell vermeiden und keinesfalls als Schlafmittel einsetzen! Im Falle unserer Frau M. würde dies bedeuten, dass sie in Anbetracht ihrer ausgeprägten Schlafstörungen grundsätzlich auf den Konsum von Alkohol verzichtet, da selbst nachmittags getrunkener Alkohol bei gesunden Versuchspersonen zu einer nächtlichen Wachliegezeit von ca. 30 Minuten führen kann. Auch schwere Mahlzeiten am Abend sollten vermieden werden! Durch große Mahlzeiten wird die Magen-Darm-Tätigkeit stimuliert und der Schlaf durch diese Aktivierung gestört (siehe Kapitel 11).

### Nickerchen

Oft haben Menschen mit Schlafstörungen das Bedürfnis, ihr aus den schlaflosen Nächten resultierendes Schlafdefizit durch ausgedehnte Nickerchen am Tage auszugleichen, um einigermaßen aktiv durch den Tag zu kommen. Gegen ein Nickerchen ist grundsätzlich auch nichts einzuwenden – man sollte dabei jedoch Folgendes beachten: Es sollte eine Dauer von 30 Minuten nicht überschreiten und nach dem Mittagessen stattfinden, da mit dem Essen Stoffe freigesetzt werden, die müde machen. Ältere Schlafgestörte schlafen aber oft bis zu einer Stunde am Tage und fühlen sich danach häufig benommen und unkonzentriert. Zudem können Nickerchen von mehr als 30 Minuten auch den Nachtschlaf verschlechtern, da die »Langschläfer« am Tage dann einfach abends nicht mehr ausreichend müde zum Einschlafen sind. Ausschlaggebend sind hier die Uhrzeit und die Dauer des Nickerchens. Kurze Nickerchen (30 min.) nach dem Mittagessen können durchaus die Aufmerksamkeit, die Konzentration und die Stimmung heben, ohne den nächtlichen Schlaf zu beeinträchtigen. Aber längere und spätere Nickerchen verringern bereits das Schlafbedürfnis für die Nacht. Abschließend noch der Tipp: Eine Tasse Schwarztee vor dem Nickerchen erleichtert 30 Minuten später wieder das Aufstehen, aber bitte den Wecker stellen nicht vergessen.

### Körperliche Aktivität

Regelmäßige körperliche Aktivität wirkt sich positiv auf den gesamten Körper aus und kann den Schlaf verbessern! Dazu gehört auf jeden Fall ein Spaziergang (30 Minuten) tagsüber in der Sonne. Dieser verbessert nebenbei die Ausschüttung des Schlafhormons Melatonin. Aber auch ein Spaziergang am Abend kann helfen, den Tag in Ruhe ausklingen zu lassen, ohne dass man sich übermäßig beansprucht. Frau M. könnte also beispielsweise ausprobieren, ob ein kleiner Spaziergang am Abend sie nicht mehr entspannt und ihre Sorgen ebenso vertreibt wie das Gläschen Cognac vor dem Fernseher. Etwa 5 Stunden vor dem Schlafengehen sollten jedoch keine stark beanspruchenden körperlichen Tätigkeiten ausgeführt werden, da diese den Körper durch die Ausschüttung von aktivierenden Botenstoffen eher wach machen. Ausgenommen davon ist natürlich sexuelle Aktivität!

Neben der körperlichen sollte auch die geistige Anstrengung am Abend vermieden werden! 2–3 Stunden vor dem Zubettgehen sollten grundsätzlich geistig und körperlich anstrengende Arbeiten beendet werden, da sowohl körperliche als auch geistige Arbeit wach hält bzw. der Entspannung entgegenwirkt, die für den Schlaf von Bedeutung ist (auf die Rolle der Entspannung kommen wir in Kapitel 10.4 zu sprechen).

### Einschlafritual

Um den Übergang vom Wachen zum Schlafen zu erleichtern, kann es sich als hilfreich erweisen, ein »Einschlafritual« zu entwickeln. Das kann beruhigend wirken und in seiner Regelmäßigkeit dem Körper den bevorstehenden Schlaf ankündigen. Wie oben beschrieben, ist ein alkoholhaltiger Schlummertrunk hierfür ungeeignet, jedoch bietet sich stattdessen tatsächlich das berühmte Glas heiße Milch mit Honig an, da in der Milch auch L-Tryptophan enthalten ist, welches zusammen mit dem Zucker aus dem Honig gut ins Gehirn gelangen kann und dort auf die Schlafregulation einwirkt. Wenn man keine Milch mag, ist ein Früchte- oder Kräutertee (aber ohne anregendes Teein) eine gute Alternative. Ein Einschlafritual lässt sich aber auch nach jeglicher individueller Vorliebe gestalten: Vielleicht mögen sie warm duschen oder baden, denn die Körpererwärmung fördert das Einschlafen. Aber auch eine bestimmte Musik oder Fernsehsendung können manche Menschen auf den Schlaf einstimmen. Aber

Vorsicht, häufig haben Schlafgestörte die Neigung, bei laufendem Fernsehprogramm einzuschlafen und finden danach dann im Bett nicht mehr in den Schlaf. Falls sie oft abends kalte Füße haben, raten wir zum Schlafen kuschelig warme Socken anzuziehen.

### Schlafzimmerausstattung

Für die »richtige Schlafstimmung« spielt natürlich auch der entsprechende Rahmen – das Schlafzimmer – eine große Rolle! Das Schlafzimmer sollte so gestaltet sein, dass es eine angenehme, zur Entspannung und zum Schlaf einladende Atmosphäre hat oder dieser zumindest nicht entgegenwirkt. Daher sollten dort nicht unerledigte/belastende Dinge, wie z. B. Bügelwäsche oder Finanzamtunterlagen gelagert werden. Weiterhin ist es neben einer beruhigenden Wandfarbe und Einrichtung auch wichtig, für eine ausreichende Lüftung und angenehme, weder zu warme noch zu kalte, Raumtemperatur Sorge zu tragen. Bei zu hohen Temperaturen (über 24 °C) verschlechtert sich die Schlafqualität.

### Keine Uhr im Blickfeld

Zuletzt sei Ihnen noch empfohlen, nicht auf die Uhr zu schauen, wenn Sie nachts aufwachen! Die Verlockung ist groß nachzuschauen, wie viel Zeit man hat, um doch noch etwas Schlaf zu bekommen, wie auch Frau M. das tut. Dies löst aber gleichzeitig wieder Ärger und Gedanken über das Wachsein aus und verhindert so eher das Einschlafen. Außerdem kann es zu einer Art »Gewöhnung« kommen, in der der Körper sich an eine bestimmte nächtliche Aufwachzeit anpasst, sodass man jede Nacht zur selben Zeit wieder aufwacht. Der Blick auf die Uhr bestätigt die Schlafstörung und verstärkt sie damit gleichzeitig. Vielleicht ist es hilfreich, sich in diesem Zusammenhang daran zu erinnern, dass auch der gesunde Schläfer bis zu 4-mal pro Stunde nachts kurz aufwacht, sich aber im Gegensatz zum Schlafgestörten nicht darüber aufregt und deshalb auch gleich wieder einschlafen kann. Das verdeutlicht, wie wichtig es zunächst für den Schlafgestörten ist, seine Aufwachvorgänge zu akzeptieren und mithilfe der obigen Verhaltensratschläge und dem bewussten Entspannen allmählich wieder zu einem normalen Schlaf-/Wachrhythmus zu kommen. Der kontrollierende Blick auf die Uhr wirkt diesem

Prozess entgegen und trägt zu einer Verfestigung der Schlafstörung bei. Auch Frau M. würde man dies somit dringend empfehlen!

Wenn Sie andererseits zwar ohne Wecker schlafen, jedoch darunter leiden, dass Sie besonders früh am Morgen aufwachen, kann es sinnvoll sein, bewusst einen Wecker auf die gewünschte Zeit zu stellen, auch wenn Sie ihn nicht brauchen. Hier kann Loslassen nämlich genau auf dem umgekehrten Wege erreicht werden: Selbst wenn Sie das Gefühl haben, dass Sie den Wecker nicht brauchen, um aufzuwachen, ermöglicht Ihnen die bewusste Verlagerung der »Aufwachkontrolle« nach außen, nämlich auf den Wecker, eine ganz eigene Sicherheit darüber, rechtzeitig aufzuwachen und fördert dadurch einen entspannteren Schlaf.

Obwohl es sich, wie Sie sehen, um keine schwierigen Verhaltensweisen handelt, fällt es oft nicht leicht, diese Verhaltensregeln zu beherzigen, da sie eine Einschränkung bzw. eine Veränderung liebgewonnener Gewohnheiten bedeuten können: Aber auf den Kaffee zum Kuchen am Nachmittag muss man z. B. trotzdem nicht verzichten, da es mittlerweile auch schmackhaften entkoffeinierten Kaffee gibt. Andererseits können einige Gewohnheiten aber auch als Folge beginnender Schlafstörungen entstanden sein (beispielsweise etwas Alkohol vor dem Schlafen als »Einschlafhilfe« zu sich zu nehmen), obwohl man damit die Schlafstörung sogar noch verstärken kann. Häufige Argumente gegen bestimmte Verhaltensänderungen sind Erfahrungen, bei denen man beispielsweise trotz Kaffeekonsum am Nachmittag oder Alkoholkonsum am Abend gut schlafen konnte. Allerdings gilt für Schlafgestörte, dass alle Faktoren, die den Schlaf verschlechtern können, zunächst wegfallen müssen. Später, wenn der Schlaf sich wieder normalisiert hat, kann durchaus ausprobiert werden, ob z. B. auch nachmittags wieder ein koffeinhaltiges Getränk konsumiert werden kann, ohne dass der Schlaf schlechter wird. Es ist wichtig zu wissen, dass die gewählte Veränderung immer eine längere Zeit lang (z. B. 14 Tage) ausprobiert werden sollte, bevor man deren Einfluss auf den Schlaf endgültig bewertet. Eine therapeutische Unterstützung (Psychotherapie von Schlafstörungen sind ein anerkanntes psychotherapeutisches Verfahren) bei der Durchführung solcherlei Veränderungen kann daher in verschiedener Hinsicht nützlich sein und den Prozess erleichtern:

- Der Sinn jeder einzelnen Methode und Veränderung kann genau erläutert werden. Manchmal fällt es auch leichter, wenn einem nochmal von einem Dritten gesagt wird, dass man ab Mittag nur entkoffeinierten Kaffee trinken möge, obwohl man es eigentlich weiß.
- Gemeinsam kann man Alternativen zu den bisherigen, potenziell schlafstörenden Faktoren suchen.
- Gemeinsam kann man sich beispielsweise mithilfe eines sog. »Schlaftagebuchs« (siehe Anhang) anschauen, welche Wirkung eine bestimmte Veränderung (nicht) hatte.

Bei einem Schlaftagebuch handelt es sich um eine Art kurzes Schlafprotokoll, das man eine Zeitlang jeden Tag regelmäßig kurz vor dem Schlafengehen und direkt nach dem Aufstehen ausfüllt. Es beinhaltet in tabellarischer Form einige wichtige Merkmale des Schlafes und damit zusammenhängender Aspekte (z. B. aktuelle Stimmung, Dauer des Schlafs, Uhrzeit des Zubettgehens) und kann in wenigen Minuten ausgefüllt werden. Dadurch wird eine schnelle und strukturierte Übersicht über die momentane Schlafqualität ermöglicht und der Zusammenhang mit Veränderungen des gewohnheitsmäßigen Verhaltens deutlich (das Original Schlafprotokoll der Deutschen Gesellschaft für Schlafforschung und Schlafmedizin, DGSM, findet sich im Anhang).

Da der Schlaf von mehreren Faktoren beeinflusst wird, ist es besonders wichtig, möglichst viele der verschiedenen, den Schlaf potenziell beeinträchtigenden Faktoren ausfindig zu machen. Beherzigen Sie bitte, dass nur jeweils eine Veränderung des Verhaltens mindestens 14 Tage lang von Ihnen ausprobiert werden sollte, um dann rückblickend zu schauen, ob sich in Ihrem Schlaftagebuch Veränderungen der Qualität des Schlafes finden lassen. Erst im Rückblick sollten Sie also entscheiden, ob eine Veränderung beibehalten, oder doch besser wieder verworfen werden sollte, da Sie Ihren Schlaf doch verschlechtert hat.

## 10.2 Wieder im Bett schlafen lernen (Stimuluskontrolle)

Menschen mit Schlafstörungen verbringen häufig mehr Zeit im Bett als gesunde Schläfer, um den Schlaf vermeindlich nachzuholen. Auch werden einige Tätigkeiten, die gut vom Bett aus durchführbar sind, um der

Erholung willen ins Bett verlagert (telefonieren, lesen, fernsehen, Musik hören) bzw. die Zeit, die für ein »Nickerchen« im Bett verbracht wird, wird durch solche, daran anschließende und vorausgehende, Tätigkeiten verlängert (siehe Abb. 10).

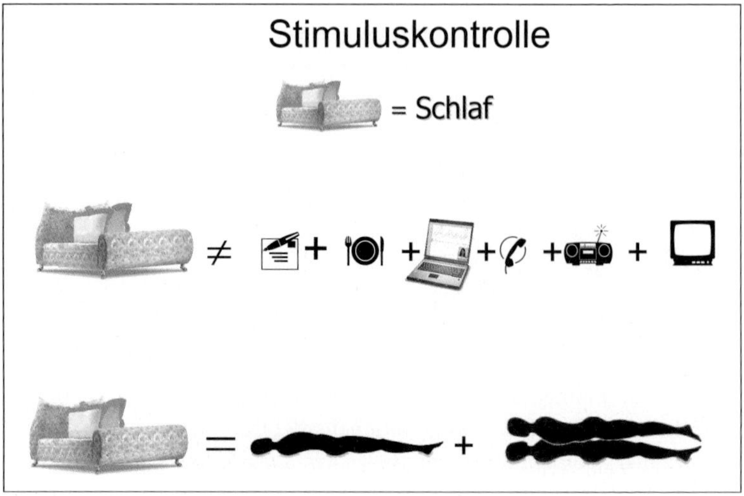


**Abbildung 10:** Stimuluskontrolle bedeutet, das Bett mit Schlaf gleichzusetzen
obere Zeile: Darstellung der Tätigkeiten, die nicht im Bett vollführt werden sollten
untere Zeile: Darstellung der Tätigkeiten, die im Bett stattfinden dürfen

Problematisch ist das, weil man dadurch verlernt, das Bett mit schlafen in Verbindung zu bringen, und das Bett stattdessen auch mit anderen zwar angenehmen, jedoch eigentlich wach-aktiven Tätigkeiten verknüpft wird. Man kann sich zum besseren Verständnis das Bett als einen »Reiz« oder ein Signal (einen Stimulus) vorstellen, von dem der Mensch gelernt hat, dass er mit Schlaf zusammenhängt. Der Reiz »Bett« löst dann für gewöhnlich Reaktionen aus, die der Betreffende als zu dem Reiz passend gelernt hat: nämlich das Schlafen. Verknüpft man den Reiz »Bett« mit anderen Tätigkeiten, so wird quasi nicht mehr automatisch die erwünschte Reaktion »schlafen« mit dem Bett verbunden.

Ein wichtiger Schritt zur Behandlung von Schlafstörungen ist somit, die erwünschte gedankliche Verknüpfung von Bett (oder auch dem Schlafzimmer insgesamt) als Reiz mit der Reaktion schlafen wieder herzustellen. Um dies zu erreichen, sollte das Bett wieder ausschließlich zum Schlafen sowie für sexuelle Aktivität und nichts anderes mehr genutzt werden! Dies bezeichnet man als »Stimuluskontrolle«. Für die praktische Durchführung sollten Sie folgendes Vorgehen beachten:

- Regelmäßige Aufsteh- und Zu-Bett-Gehzeiten stabilisieren den Schlaf-/Wachrhythmus und sollten daher möglichst von Ihnen eingehalten werden! Dies gilt unabhängig von der Nachtschlafzeit und unabhängig vom Wochenende!
- Tagesnickerchen sollten Sie auf eine halbe Stunde begrenzen (Wecker stellen)! Danach sollten Sie das Bett wieder verlassen!
- Bei längeren nächtlichen Wachphasen (> 30 Minuten) ist es ratsam, das Bett ebenfalls zu verlassen und in einem anderen Raum als dem Schlafzimmer einer ruhigen Aktivität nachzugehen (legen sie sich z. B. schon etwas zum lesen hin)!

Es ist wichtig, dass Sie sich vergegenwärtigen, dass diese Maßnahmen zunächst zu mehr Tagesmüdigkeit führen können, da Sie möglicherweise eine notdürftige »Stütze« oder Kompensation für den mangelnden Nachtschlaf (z. B. Tagesnickerchen) aufgeben, der Nachtschlaf sich jedoch nicht von einem zum nächsten Tag verbessert, sondern einige Zeit zur Stabilisierung benötigt. Das ist ganz normal und braucht Sie nicht zu beunruhigen!

## 10.3 Schlafzeitbegrenzung (Schlafrestriktion)

Schlafrestriktion meint eine Begrenzung der Schlafzeit und hat sich in verschiedenen Studien als eins der wirksamsten Mittel zur Stabilisierung des Schlafes herausgestellt. In Kombination mit anderen Techniken führt die Schlafzeitbegrenzung zu einer Erhöhung der Schlafeffizienz, d. h., das Verhältnis von Schlafzeit zur im Bett verbrachten Zeit verbessert sich (siehe Abb. 11).

$$\text{Schlafeffizienz \%} = \frac{\text{Echte Schlafzeit}}{\text{im Bett verbrachte Zeit}} \times 100$$

$$90\,\% = \frac{4{,}5\text{h}}{5\text{h}} \times 100$$

**Abbildung 11:** Darstellung der Berechnung der Schlafeffizienz zur Umsetzung der Schlafrestriktion. Wenn Ihre Schlafeffizienz über 90% steigt, können Sie Ihre im Bett verbrachte Zeit um 15 Minuten verlängern, liegt sie unter 85%, dann sollten Sie Ihre Schlafdauer um 15 Minuten verkürzen.

Die Begrenzung der Schlafzeit erfolgt dabei nicht willkürlich, sondern nach einem bestimmten Schema. Dabei wird die Bettzeit zunächst auf die von Ihnen selbst geschätzte Dauer Ihrer Schlafzeit begrenzt, wobei die Zeit, die Sie im Bett verbringen, mindestens 4,5 Stunden betragen sollte! Angenommen, Sie schätzen Ihre Schlafdauer auf 4,5 Stunden und Ihre im Bett verbrachte Zeit auf 5 Stunden, dann liegt Ihre Schlafeffizienz bei 90%, denn 4,5 geteilt durch 5 mal 100 bedeutet eine Schlafeffizienz von 90%. Würden Sie diese Schlafeffizienz über 5 Nächte am Stück erreichen, dann würden wir Ihnen raten, die Schlafzeit um 15 Minuten auszudehnen. Schlafen sie dann aber trotz der um 15 Minuten verlängerten Liegedauer im Bett nicht länger (also Ihre Schlafeffizienz sinkt deutlich unter 90%), wäre es wieder sinnvoll, Ihre im Bett verbrachte Zeit um 15 Minuten zu verkürzen. Anders gesagt: Liegt Ihre Schlafeffizienz zwischen 85% und 89%, sollte man die bisherige Schlafzeit beibehalten; steigt sie über 90%, würden wir Ihnen raten, eine Viertelstunde länger im Bett zu bleiben; wäre die Schlafeffizienz unter 85%, sollten Sie hingegen eine Viertelstunde weniger im Bett verbringen. So kann man mit dieser Methode langsam seine Kernschlafzeit stabilisieren und verlängern.

Auch hier ist es wichtig zu bedenken, dass die Anwendung dieser Maßnahme zunächst zu mehr Tagesmüdigkeit führen kann, da die Schlafzeit u. U. stark verkürzt wird, denn wir hoffen, dass durch diese Maßnahme Ihre Kernschlafzeit stabiler wird! Darüber hinaus ist es ratsam, sich schon vorher Gedanken darüber zu machen, wie die dazu gewonnene Wachzeit angenehm ausgefüllt werden kann!

## 10.4 Schlafverschlechternde Gedanken vermeiden (Verhaltenstherapie)

Schlafbehindernde Gedanken sorgen für innere Anspannung und stellen einen Hauptfaktor dar, der Schlafstörungen auslöst und aufrechterhält. Da eine akute Schlafstörung häufig durch eine belastende Lebenssituation ausgelöst wird, kreisen die schlafbehindernden Gedanken des nachts oftmals zunächst um ein akutes Problem. Man denkt über das Problem und/oder Lösungsmöglichkeiten nach und kann nicht abschalten. Nach einiger Zeit wenden sich dann die Gedanken neben dem Problemkreisen oft mehr und mehr dem gestörten Schlaf und der daraus resultierenden Einschränkung der Leistungsfähigkeit zu. Man achtet aufmerksam auf die Dauer und Häufigkeit der nächtlichen Wachzeiten, sorgt sich um seine Leistungsfähigkeit am nächsten Tag und blickt bereits sorgenvoll, ängstlich auf die nächste schlaflose Nacht. In der Folge wirken sich bei längerbestehenden Schlafstörungen weder akute Probleme, noch große Sorgen ungünstig auf den Schlaf aus, vielmehr sind es eher banale Alltagsangelegenheiten und Ärger über die Schlaflosigkeit. Das Grübeln über Alltagsprobleme hat sich so eingeschliffen, dass es sich ganz automatisch einstellt. Das Bett ist praktisch zu einem Signal (Stimulus, vgl. Kapitel 10.2) für das Nachdenken über Alltagsangelegenheiten geworden. Viele Menschen mit langjährigen Schlafstörungen berichten sogar, dass sie, obwohl sie vorher müde waren, wieder hellwach seien und der Kopf zu rattern beginne, sobald sie zu Bett gegangen sind, »als hätte jemand einen Schalter umgelegt«. In den meisten Fällen ist ein wichtiger Bestandteil der Behandlung dieser Schlafstörungen daher zu lernen, wie man solche schlafverschlechternden Gedanken vermeiden kann. Ähnlich wie bei der Stimuluskontrolle (vgl. Kapitel 10.2) ist es dabei auch von Bedeutung, dass das Bett wieder mit Schlafen und nicht mit Grübeln und Sorgen assoziiert wird. Dafür gibt es einige verschiedene Tricks, die im Folgenden dargestellt werden sollen. Sie lassen sich in zwei Gruppen einteilen:

Gruppe 1 könnte man als »präventive Techniken« bezeichnen. Bei diesen Techniken geht es generell darum, Gedanken über Probleme und wichtige Entscheidungen gezielt in den Tag und/oder in einen nicht mit dem Schlaf verbundenen Kontext hinein zu verlagern und sich nicht in der Nacht oder zumindest nicht mehr im Bett damit zu beschäftigen. Dazu gehören z. B.

- der »Gedankenstuhl« oder »Grübelecke« und
- das systematische Problemlösen.

Gruppe 2 lässt sich als »ablenkende Techniken« beschreiben und zielt darauf ab, Grübelkreisläufe in der Nacht zu unterbrechen und durch etwas Angenehmes zu ersetzen. Zu diesen Techniken gehören z. B.

- »Gedankenstopp«,
- Entspannungstraining,
- Phantasiereisen,
- Ruhebild,
- »Kognitives Umstrukturieren«.

### »Gedankenstuhl« oder »Grübelecke«

Das Ziel dieser Maßnahme ist es, akute Probleme und Entscheidungen sowie das Grübeln über diese in den Tag und aus dem Bett heraus zu verlagern. Häufig kann/möchte man sich am Tag mit verschiedenen Aktivitäten (Arbeit, fernsehen, Hausarbeit) von den Sorgen ablenken, wird dann aber nachts quasi von diesen »überfallen« und hat das (manchmal auch gar nicht so falsche) Gefühl, dass man nun unbedingt über die Probleme nachdenken muss, da man sie doch schließlich lösen muss. Am besten reservieren Sie sich daher eine bestimmte Zeit am Tage und eine Räumlichkeit (Grübelecke) in Ihrer Wohnung, um gezielt dort über Ihre Sorgen nachzudenken, sodass Sie nachts mit dem Gefühl ins Bett gehen können, sich am Tage bereits ausreichend mit dem Problem beschäftigt zu haben. Sollten Ihnen nachts dennoch neue Ideen kommen, die Sie für wichtig halten und nicht vergessen möchten oder sollte der Grübelkreislauf wieder einsetzen und Ihnen nachts für längere Zeit den Schlaf rauben, so verlassen Sie daher bitte das Bett. Es ist wichtig, um die Trennung von Schlaf und Schlafzimmer von Nachdenken und Grübeln zu betonen. Sie suchen dann lieber einen bestimmten Stuhl oder Sessel in Ihrer Grübelecke aus (den »Gedankenstuhl«), der Ihnen ein angenehmes Gefühl gibt und für das gezielte Nachdenken über Problemlösemöglichkeiten reserviert ist (Papier und Stift bereithalten). Auf diese Weise können Sie das nächtliche Grübeln vermindern und das Bett wieder ausschließlich mit Schlafen und sexueller Aktivität zu verbinden lernen. Auch partnerschaftliche Streitigkeiten sollten übrigens nicht im Bett ausgetragen werden!

### Systematisches Problemlösen

Das systematische Problemlösen ist eine Technik, die Sie bei der Bewältigung anstehender Probleme unterstützen kann. Häufig ist einem gar nicht so bewusst, wie man zur Lösung eines Problems kommt – man denkt eine Weile darüber nach und hat dann vielleicht die eine oder andere Idee. Wenn es auf Anhieb nicht so ganz klappt, dreht man sich bei dem Versuch Lösungen für ein Problem zu finden schnell im Kreis und verbringt dann viel Zeit mit dem Grübeln über die Problemlösung. Dann kann es hilfreich sein, stattdessen bewusst und Schritt für Schritt vorzugehen. Dabei schreibt man zunächst alle Probleme auf, die einem im Kopf herumgehen, denn häufig ist es schon der erste Schritt, der am wichtigsten ist: nämlich das eigentliche oder die eigentlichen Problem/e genau zu definieren (diese schreiben Sie sich am besten auf einen Zettel). Dann kann man sich Schritt für Schritt um die Lösung der Probleme kümmern, dabei nimmt man sich immer nur ein Problem auf einmal vor! Als nächstes setzt man sich in Ruhe hin und sammelt schriftlich alle Ideen zu den Lösungsmöglichkeiten, die einem einfallen. Versuchen Sie, diese ersten Ideen nicht zu bewerten! Schreiben Sie erst mal alles auf, was Ihnen einfällt, manchmal sind Ideen auf den zweiten Blick gar nicht so schlecht! Wenn Sie das getan haben, können Sie sich daran machen, die einzelnen Ideen zu durchdenken und unrealistische Möglichkeiten von der Liste zu streichen. Stellen Sie die verbleibenden Möglichkeiten in eine Rangfolge. Dann nehmen Sie sich die erste Lösungsmöglichkeit vor und durchdenken diese genau. Planen Sie, was Sie für die Durchführung benötigen und wann Sie einzelne Schritte der Durchführung unternehmen wollen. Schreiben Sie sich diesen Plan ebenso strukturiert auf und arbeiten ihn nacheinander ab! Wenn er geklappt hat, ist das wunderbar! Wenn der Plan nicht so richtig gut funktioniert hat, schauen Sie sich an, an welchen Teilen das gelegen hat und bauen Sie ggf. entsprechende Verbesserungen in die nächste Lösungsmöglichkeit auf der Liste ein! Am Anfang erscheint Ihnen dieses Vorgehen möglicherweise sehr technisch, doch es ist oft zunächst hilfreich, etwas Neues ganz konkret auszuprobieren, bevor man es verinnerlicht hat und es sich »wie von selbst« automatisch abspult.

### »Gedankenstopp«

»Gedankenstopp« gehört zu den ablenkenden Techniken mit der Grübelkreisläufe unterbrochen werden können. Wenn Sie bemerken, dass Sie nachts wach liegen und grübeln, suchen Sie Ihre Grübelecke auf und stellen sich erst mal die Frage, ob es sich um wichtige, nicht aufschiebbare Gedanken handelt, die sie nicht vergessen oder unterbrechen wollen. Sollte das der Fall sein, schreiben Sie die Gedanken auf (Zettel und Stift sollten immer dort bereitliegen), damit Sie sich morgens noch gezielt erinnern können. Stellen Sie jedoch fest, dass es sich um eher unwichtige, lästige Grübeleien handelt, sollten Sie die Technik des Gedankenstopps anwenden. Diese hört sich sehr simpel an, ist aber wirksam: Wenn Sie bemerken, dass Sie nachts wieder grübeln, sagen Sie laut oder leise »Stopp«. Jedoch muss man diese Technik häufig ein wenig üben bzw. nachts öfter wiederholen, um die Wirkung zu erzielen. Sinnvoll ist es, diese Technik mit der einer »Phantasiereise« oder eines »Ruhebildes« bzw. mit einer Entspannungstechnik zu kombinieren und so das »gestoppte Grübeln« durch etwas Angenehmes zu ersetzen (siehe folgende Punkte). Dadurch kann der Kopf wieder zur Ruhe kommen und Sie in den Schlaf finden. Liegt Ihnen die Gedankenstoppmethode nicht, dann stellen Sie sich bitte vor, wie Sie Ihre belastenden Gedanken in einen Tresor tun und dessen Tür schließen. Sie können natürlich auch Ihre Sorgen aufschreiben und tatsächlich in eine Geldkassette oder ein Schrankfach einschließen. Oft fällt Betroffenen die »Tresortechnik« leichter.

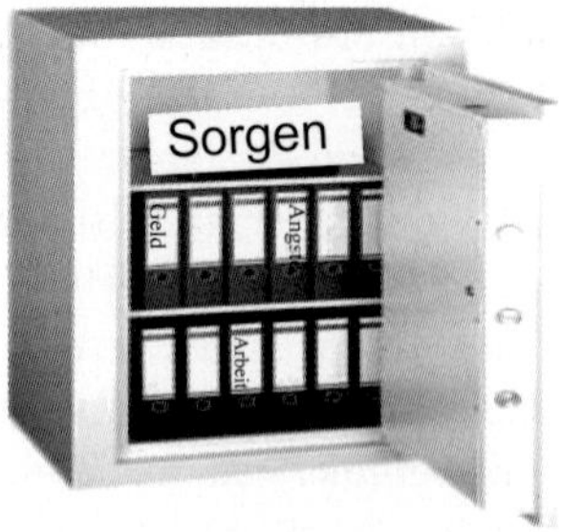


**Abbildung 12:** Mithilfe der Tresortechnik können Sie gedanklich den Schlaf belastende Gedanken sicher verschließen.

### Entspannung

Eine Entspannungstechnik zu erlernen kann sehr hilfreich sein, wenn man sich im Alltag oft gestresst fühlt. Teilweise kann man ja nicht einmal mehr in Ruhe im Supermarkt seine Sachen bezahlen und einpacken, ohne gleich schief angeschaut zu werden. Oft meinen wir zwar, beim Fernsehen u. Ä. »abzuschalten«, was wir aber damit tun, ist häufig mehr ein Ablenken, als ein wirkliches Entspannen, sodass wir dann im Bett nicht so gut in den Schlaf kommen. Entspannung und Gelassenheit sind aber wesentliche Voraussetzungen für einen erholsamen Schlaf! Daher empfehlen wir allen Menschen mit Schlafproblemen auf jeden Fall den Versuch zu unternehmen, eine zu ihr/ihm passende Entspannungstechnik zu erlernen. Auch wenn Sie jetzt denken, ach ich setze erstmal die anderen Ratschläge um, bitte probieren Sie es zusätzlich doch einfach mal aus! Nahezu jede Volkshochschule bietet heute Kurse für verschiedene Entspannungstechniken an, häufig sind es Kurse für das »Autogene Training«, das stärker mit der Vorstellungskraft arbeitet, und die »Progressive Muskelrelaxation«, bei der es um das bewusste Anspannen und Entspannen der Muskulatur geht. Unserer Erfahrung nach profitieren Schlafgestörte eher leichter von der Progressiven Muskelrelaxation. Oftmals werden die Kosten für einen solchen Kurs bei lizensierten Lehrern auch von den Krankenkassen übernommen! (Sie können bei dem Anbieter des Kurses nach seiner Lizenz fragen und auch Ihre Krankenkasse kann Ihnen meistens eine Liste mit Anbietern zuschicken, für die sie eine Zuzahlung oder Kostenübernahme akzeptieren. Zudem gibt es im Handel Bücher und CDs, die Ihnen eine Anleitung für das Üben zu Hause geben können. Wichtig ist, diese Entspannungstechnik zunächst nur am Tage zu üben und erst dann vor dem Schlafengehen anzuwenden, wenn man sie sicher, sozusagen »wie im Schlaf« beherrscht, ansonsten kann der Erwartungsdruck einen gegenteiligen Effekt auslösen! Nicht vergessen sei aber, dass natürlich regelmäßige tägliche Spaziergänge (mindestens 30 Minuten) auch der Entspannung dienen und im Nebeneffekt durch die Sonne zusätzlich die abendliche Ausschüttung des Schlafhormons Melatonin verbessern können. Abgerundet werden kann das Entspannungsprogramm noch durch ein heißes Bad und z. B. ein Glas warme Milch mit Honig vor dem Schlafengehen (siehe Kapitel 11 Schlaf und Ernährung).

### Phantasiereisen

Hiermit wird versucht, sich selbst angenehme, entspannende Situationen vorzustellen, die Ihre Gedanken beispielweise nach dem »Gedankenstopp« in eine andere, angenehme Richtung lenken sollen. Es ist empfehlenswert, dass Sie dabei v. a. Vorstellungen von (erinnerten) Landschaften vor Ihr inneres Auge rufen, sodass der innere Blick möglichst in die Ferne schweifen kann. Sie können sich natürlich auch angenehme Situationen mit anderen Menschen oder Ihren Garten in voller Pracht im Sommer vorstellen, die gedankliche Einbeziehung andere Menschen kann, muss aber nicht hilfreich sein, da diese Sie möglicherweise auch an Belastendes erinnern können. Hilfreich für die Entspannung können hier z. B. das Einfühlen von Sonne, Wärme, Meer mit salziger Luft und Mövengeschrei sein. Es ist wichtig, dass Sie Ihre Phantasiereise möglichst mit allen Sinnen genießen: Konzentrieren Sie sich beim gedanklichen Spaziergang am Strand auf die Farben, den feuchten Sand unter Ihren Füßen, das Licht, spüren Sie die Wärme auf Ihrer Haut, riechen und hören Sie das Meer!

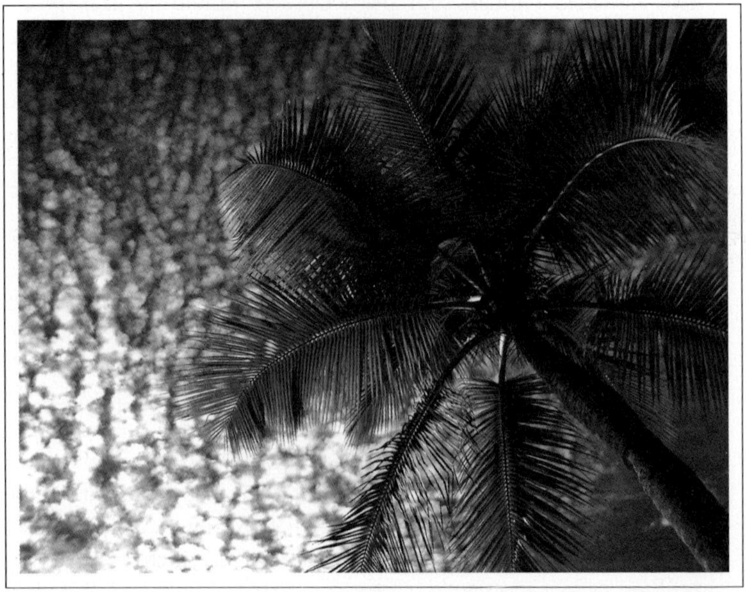

**Abbildung 13:** Foto Staedt, Anse Chastanet; Sant Lucia

### Ruhebild

Entsprechend der Phantasiereise wird auch im Ruhebild eine Landschaft oder ein anderes mit angenehmen Erlebnissen verknüpftes Bild vorgestellt. Versuchen Sie auch hierbei, das Bild mit allen Sinnen wahrzunehmen und zu genießen! Oftmals sind solche Ruhebilder (zunächst) nur über kurze Zeit in der Vorstellung haltbar und nicht so »scharf« wie eine Fotografie, wenn Sie das bemerken, so lassen Sie sich davon nicht verunsichern. Versuchen Sie einfach, das angenehme Ruhebild so lange zu genießen wie es da ist, aber bitte versuchen sie es nicht zu erzwingen! Das Ruhebild lässt sich außerdem gut in eine Entspannungstechnik wie die Progressive Muskelrelaxation (vgl. Entspannungstechniken) einfügen, stellen Sie sich einfach vor, Sie führen die entsprechenden Übungen in einem Korbstuhl am Strand oder auf der Wiese durch!

### Kognitives Umstrukturieren

Häufig bestehen bei Menschen mit Schlafstörungen falsche Annahmen über die Ursachen und Konsequenzen der Schlafstörung, die in ein Gefühl von Kontrollverlust und Hilflosigkeit münden. Die Methode des kognitiven Umstrukturierens zielt darauf ab, ungünstige Einstellungen und Erwartungen an den Schlaf bzw. an die negativen Konsequenzen der Schlaflosigkeit einer objektiven Überprüfung zu unterziehen und ggf. zu korrigieren. Dazu kann u. a. das im Anhang aufgeführte Schlaftagebuch genutzt werden (vgl. Kapitel 10.1 Schlafhygiene). Viele unter Schlafstörungen leidende Menschen sind dann angesichts der im Schlaftagebuch erhobenen Informationen über ihre Schlafdauer erstaunt, denn häufig wird die reale nächtliche Schlafzeit sowie die Zahl der Nächte mit gutem Schlaf unterschätzt und der Zusammenhang von eingeschränkter Leistungsfähigkeit und schlechtem Schlaf überschätzt. Mittels des Schlaftagebuchs werden jeden Tag einige kurz zu notierende Informationen über den Schlaf, die Stimmung und den Tagesablauf gesammelt, anhand derer dann z. B. für die letzte Woche überprüft werden kann, wie viele Tage mit gutem oder mäßigem Schlaf es tatsächlich gab und wie diese mit der Tagesform zusammenhingen. Die Wahrnehmung des Menschen unterliegt nämlich bestimmten Annahmen, die sich an vergangenen Erfahrungen orientieren. Hat man bereits eine Zeitlang mit Schlafstörungen zu kämpfen (wie das meist der Fall ist, wenn man den Schlaf als problematisch ansieht), dann unterliegt die weitere Wahrnehmung des Schlafes häufig einer Verzerrung in negativer Richtung, d.h. man nimmt den Schlaf gemäß den eigenen Erfahrungen eher negativ wahr. Aus längerjähriger schlafmedizinischer Erfahrung sei dazu angemerkt, dass viele Schlafgestörte in einer Schlaflaboruntersuchung objektiv besser schlafen, als Sie es subjektiv wahrnehmen. Das liegt daran, dass die gesunden Schlafanteile zwischen den Aufwachvorgängen nicht erinnert werden. Hierzu ist anzumerken, dass kurze Aufwachvorgänge ganz »normal« sind, auch normale Schläfer wachen bis zu 4-mal pro Stunde kurz auf, drehen sich z. B. und schlafen sofort wieder ein. Daher erwacht auch ein »normaler Schläfer« während einer 6-stündigen Schlafphase kurzzeitig bis zu 24-mal! Ältere Menschen mit Schlafstörungen nehmen diese kurzen Aufwachphasen aber verstärkt wahr und ärgern sich darüber. Da sich negative Einstellungen bezüglich der eigenen Schlafqualität aber zusätzlich schlafbeeinträchtigend auswirken, ist die Korrektur solcher Gedanken ein wichtiger Schritt in die richtige Richtung. Neben dem Schlaftagebuch ist es zudem wichtig, einige Erwartungen an den Schlaf zu korrigieren. Zum Beispiel die Annahme, der Mensch brauche immer 7 Stunden Schlaf oder im Alter schlafe man sowieso weniger und schlechter. Dazu lässt sich sagen, dass es kein allgemein gültiges Schlafmaß gibt, auch lässt sich nicht sicher sagen, ob man im Alter wirklich weniger schläft, da ältere Menschen auch mehr am Tage schlafen und weniger aktiv sind. Eine Unterscheidung in Kurz- oder Langschläfer kann da nur auf den ersten Blick weiterhelfen. So war der britische Primierminister Winston Churchill ein bekennender Kurzschläfer mit aus schlafmedizinischer Sicht ungesundem Schlaf-/Wachrhythmus (er schlief von 3.00 – 8.00 Uhr!). Da Winston Churchill allerdings auch tagsüber schlief, lag seine Gesamtschlafzeit über den Zeitraum von 24 Stunden gesehen höher als 5 Stunden. Der Entdecker der Relativitätstheorie Albert Einstein schlief gern 10 Stunden, und verließ bezüglich der Stimuluskontrolle vorbildlich bei Schlaflosigkeit das Schlafzimmer, um in der Küche im Schlafanzug Geige zu spielen.

### Paradoxe Intention

Bei diesem ursprünglich auf den Wiener Psychiater Viktor Frankl zurückgehenden Verfahren wird dem Patienten sein Symptom »verschrieben«. Konkret werden Betroffene mit Schlafstörungen also dazu aufgefordert, so lange wie möglich im Bett wach zu bleiben. Ausgangspunkt dieser psychotherapeutischen Technik ist die Vorstellung, dass die Angst vor und der Ärger über die Schlaflosigkeit soviel Anspannung erzeugen, dass das Einschlafen schwerfällt. Durch den Auftrag bewusst wachzubleiben, ist man weniger angespannt, weil man das ja »gut kann«. In der Folge gelingt es manchen damit leichter, in den Schlaf zu finden.

# 11 Schlaf und Ernährung

Ähnlich wie durch regelmäßige Spaziergänge und Einhaltung der Schlafhygiene-Regeln lässt sich erholsamer Schlaf auch durch eine bewusste Ernährung fördern. So sollten Menschen, die zu Schlafstörungen neigen, üppige Abend-Mahlzeiten vermeiden und 2 bis 3 Stunden vor dem Schlafengehen nur noch leicht Verdauliches zu sich nehmen. Hier sind Milchprodukte und/oder ein kleiner Obstsalat mit Banane sehr geeignet. Generell gilt: Je fettiger die Speisen, desto länger liegen sie uns im Magen und können das Ein- und Durchschlafen stören. Aber auch ballaststoffreiche Nahrung, insbesondere Rohkost, sollte aus den gleichen Gründen nicht auf unsere abendliche Speisekarte gesetzt werden. Zusätzlich kann ein sehr kohlehydratreiches Abendessen auch das Herzkreislaufsystem anregen und die Spiegel unseres Schlafhormons Melatonin senken.

Auch Schokolade ist aus den eben genannten Gründen wenig schlaffördend, da der enthaltene Zucker relativ schnell freigesetzt wird, und uns über eine Beeinflussung unserer inneren Uhr eher wachhält. Nebenbei erklärt dies, warum im Schichtdienst Arbeitende gerne nachts Süßigkeiten essen und eher dicker werden. Trotzdem ist richtig, dass Schokolade auch die Spiegel der Botenstoffe Serotonin und Melatonin im Gehirn erhöhen kann, die wiederum für die Stimmung und den Schlaf wichtig sind. Schokolade enthält die Aminosäure L-Tryptophan aus der Serotonin und Melatonin gebildet werden. Um in das Gehirn zu gelangen, benötigt L-Tryptophan sogar den Zucker aus der Schokolade, denn der Zucker erhöht seinerseits die Insulinspiegel und Insulin sorgt indirekt dafür, dass L-Tryptphan gut durch ein Türchen (die Bluthirnschranke) zu den Nervenzellen ins Gehirn gelangen kann.

Allerdings gibt es, wie sie sich denken können L-Trytophan nicht nur in Schokolade, deshalb ist es für unseren Körper und Schlaf sinnvoll, wichtige Energielieferanten durch eine ausgewogene Ernährung zu bestimmten Zeiten des Tages zuzuführen, um auch dadurch zu einem stabilen Schlaf-/Wachrhythmus beizutragen.

**Morgens** sollten wir den Tag mit einem kohlehydratreichen Vollkornmüsli mit Vitamin C reichen (daher auch aktivierenden) Früchten wie Kiwis, Ananas, Orangen oder Erdbeeren beginnen. Insbesondere die Kohlehydrate regen unser Kreislaufsystem stark an, sodass wir gut in den Tag kommen.

**Mittags** empfehlen wir Kartoffelprodukte, Vollkorn-Nudeln, Spaghetti mit Tomaten, Butter und Reibekäse oder Vollkorn-Risotto mit Zwiebeln. Da der Körper sehr viel Energie für die Verbrennung von Eiweißen benötigt, sollte der Haupteiweißbedarf ebenfalls mittags auf unserem Speiseplan stehen. Neben/anstatt von Fisch, Fleich und Eiern sollten auch Erbsen, Bohnen und Linsen als Eiweißlieferanten dienen. Wichtig ist auch, dass beim Zubereiten dieser Gerichte immer ein wenig Fett verwendet wird, um die Aufnahme wichtiger Vitamine zu erleichtern. Sollten Sie zu Blähungen neigen, so kombinieren Sie die Hülsenfrüchte am besten mit schmackhaften Kräutern und Gewürzen wie Ingwer, Kümmel, Fenchel, Bohnenkraut, Thymian, Majoran und Rosmarin. Diese machen das Essen nicht nur herzhafter sondern auch bekömmlicher.

**Abends** sollte man die Einleitung der Schlafphase begünstigen, indem man leicht verdauliche Lebensmittel zu sich nimmt, die unseren Kreislauf nicht aktivieren. Dies können z. B. grüne Blattsalate mit Nüssen, Tomaten, Avocados und/oder Quark sein. Wichtig ist, dass Sie dabei sparsam mit Essig umgehen, denn die Säure wirkt eher aktivierend. Wir empfehlen hochwertige Essigprodukte, die eine deutlich geringere Säure aufweisen und in der Regel eingedickt sind, sodass Sie diese mit Wasser anrühren können. Ausgehend von dem berühmten schlaffördernden Glas Milch mit Honig sind natürlich die Kalzium und L-Trytophan haltigen Milchprodukte eher entspannend und beruhigend für unsere Nerven. Milchprodukte wie Joghurt, Quark oder Molke sind daher ein idealer Begleiter in den Schlaf. Diese Milchprodukte lassen sich zum Beispiel auch sehr gut mit leichtverdaulichen, gut sättigenden Bananen kombinieren. Bananen enthalten zu dem auch L-Trytophan und das den Kreislauf dämpfende Kalium. Eine Alternative sind auch die in jeder Jahreszeit verfügbaren getrockneten Bananenchips. Da letztere häufig aus sehr reifen Bananen hergestellt werden, enthalten Sie zum Teil besonders viel beruhigendes Magnesium und Kalium. Zur Abwechselung eignen sich auch L-Trytophan enthaltende Datteln. Ansonsten sind säurearme (daher weniger aktivierende) Früchte, wie Melonen, Heidelbeeren oder Birnen ebenfalls ein guter Begleiter in den Schlaf.

### Koffeinhaltige Getränke

Kaffee, Schwarz- und Grüntee, Cola, Mate, Guarana und Energy-Drinks enthalten anregendes Koffein/Teein. Da Koffein/Teein je nach Veranlagung 8–14 Stunden wachmachen kann, sollten Menschen mit Schlafstörungen zunächst gänzlich auf diese Getränke verzichten. Erst wenn sich durch die anderen in Kapitel 10 aufgeführten Hilfestellungen der Schlaf wieder verbessert hat, kann versuchsweise auch wieder Kaffee oder Schwarz- bzw. Grüntee getrunken werden. Eine gute Alternative stellen koffeinfreier Kaffee sowie länger als 4 Minuten gezogener schwarzer Tee dar.

### Nikotin

Natürlich kann die abendliche Zigarette, Zigarre oder Pfeife auch zum notwendigen Entspannungsritual gehören, zumal Nikotin sowohl anregend als auch konzentrationsfördernd wirken kann. Allerdings ist durch Schlaflaboruntersuchungen belegt, dass Raucher schlechter und weniger tief als Nichtraucher schlafen. Das liegt daran, dass Nikotin ähnlich wie Kaffee sehr aktivierend auf unsere Nervenzellen im Gehirn einwirkt. Allerdings wird weniger Rauchen oder eine völlige Tabakabstinenz zunächst Entzugssymptome und eher noch eine Verstärkung von vorbestehenden Schlafstörungen bereiten. Hier kann ein 24-Stunden Nikotinpflaster mit geringer Dosierung übergangsweise hilfreich sein.

### Alkohol

Alkohol verbessert zwar kurzzeitig das Einschlafen, beeinträchtigt aber doch erheblich die Schlafqualität in der zweiten Nachthälfte. Da Alkohol selbst bei gesunden Versuchspersonen zu einer nächtlichen Wachliegezeit von bis zu einer halben Stunde führen kann, sollten Menschen mit Schlafstörungen zunächst gänzlich auf Alkohol verzichten. Erst wenn sich durch die anderen in Kapitel 10 aufgeführten Hilfestellungen der Schlaf wieder verbessert hat, kann versuchsweise auch wieder abends ein Glas Bier oder Wein getrunken werden. Eine gute Alternative stellen alkoholfreie oder alkoholreduzierte Biere bzw. Biermixgetränke dar, wenn man nicht gänzlich auf sein »Bierchen« vor dem Schlafengehen verzichten möchte.

# 12 Medikamente zur Verbesserung des Schlafes?

Im Rahmen dieses Ratgebers haben wir Sie über verschiedene körperliche und seelische Erkrankungen sowie Verhaltensweisen informiert, die zu Schlafstörungen führen bzw. zu deren Entwicklung beitragen können. In Kapitel 10 haben Sie außerdem Informationen darüber erhalten, wie Sie mit Veränderungen Ihres Verhaltens und/oder Lebensstils Ihren Schlaf verbessern können. Diese Maßnahmen haben sich übrigens in wissenschaftlichen Untersuchungen auch als wirksam zur Behandlung von Schlafstörungen im Alter erwiesen. Im Gegensatz dazu steht der Beweis der Langzeitwirksamkeit von sedierenden Schlafmitteln im höheren Lebensalter noch aus. Trotzdem hört man häufig in Radio oder Fernsehen oder auch von einer guten Freundin oder einem netten Nachbarn von dem einen oder anderen Medikament, das doch ganz gut gegen Schlafstörungen helfen soll. Gerade wenn man über längere Zeit kaum oder zumindest keinen erholsamen Schlaf findet, fängt man natürlich an, nach möglichst schneller und effektiver Hilfe zu suchen, diese vielleicht auch zunächst zu probieren, bevor man den u. U. langen Weg der in Kapitel 10 aufgeführten Möglichkeiten zur nicht medikamentösen Verbesserung des Schlafes geht. Deshalb befinden sich pflanzliche, rezeptfreie und rezeptpflichtige Schlafmittel unter den ersten Dingen, die einem zur schnellen Abhilfe einfallen. Doch wie hilfreich sind diese Mittel eigentlich wirklich zur Verbesserung des Schlafes?

## Pflanzliche Medikamente

Pflanzliche Mittel gegen Schlafstörungen findet man in verschiedenen Darreichungsformen – häufig sind es »Schlummer-Tees« aus Baldrian, Melisse, Hopfen oder Passionsblumenkraut oder Extrakte in Tabletten- oder Tropfenform. Die schlaffördernde Wirkung, die man mit solchen Mittel erreicht, speist sich (je nach Mittel in unterschiedlicher Verteilung) aus zwei verschiedenen Quellen:

Zum einen können die Inhaltsstoffe eine beruhigende, schlaffördernde Wirkung auf den Körper haben. Zum anderen hilft uns die regelmäßige Einnahme der Mittel (z. B. gerade im Falle von »Schlummer-Tees) durch das abendliche Ritual quasi im Sinne eines »Schlaf-Signals« dabei, Körper und Geist auf den Schlaf einzustimmen (vgl. dazu auch Kapitel 10.1).

In der Regel sind die meisten pflanzlichen Arzneimittel unter dem ersten o. g. Aspekt, also dem der objektiven Wirkung auf den Schlaf im Vergleich zu einer keinen Wirkstoff enthaltenden Tablette nicht sicher wirksam. Das bedeutet, dass sich in Studien keine objektiven Anzeichen für eine Verbesserung des Schlafes finden ließen, die Probanden jedoch subjektiv durchaus den Eindruck geäußert haben können, dass sie mit dem Mittel besser geschlafen haben. Einzig für eine Baldrian-Hopfen Kombination konnten in Untersuchungen eine leichte Verbesserungen des Schlafes festgestellt werden. Allen o. g. Pflanzen und ihren Inhaltsstoffen werden zwar ebenfalls beruhigende und entspannende Wirkung zugeschrieben, die sich möglicherweise eher indirekt, also z. B. über ein entspannteres Gefühl, positiv auf den Schlaf auswirken. Doch welcher Wirkmechanismus letztlich auch dahinter stehen mag: Die Hauptsache ist ja, dass Sie besser schlafen können – und wenn Sie das durch ein Einschlafritual erreichen, welches außerdem auf pflanzlicher Basis beruht und Ihrem Körper im Zweifelsfall zumindest nicht schadet, umso besser! In Kapitel 10 finden Sie weitere Anregungen zu solchen »Wohlfühlritualen«, die Ihnen bei der Schlafstörung oder dem Umgang mit dieser behilflich sein können.

### Freiverkäufliche Schlaftabletten (Antihistaminika)

Antihistaminika sind rezeptfrei in der Apotheke erhältlich und blockieren wie der Name schon sagt nach der Einnahme den Botenstoff Histamin. Histamin wird verstärkt von unseren Nervenzellen freigesetzt, wenn wir sehr aktiv und geistig rege sind. Durch die Hemmung des Histamins wirken Antihistaminika entspannend und schlaffördernd. In wissenschaftlichen Untersuchungen konnte für das Antihistaminikum Diphenhydramin auch im Vergleich zu Tabletten ohne Wirkstoff eine signifikante, leichte Verbesserung des Schlafes festgestellt werden. Diphenhydramin ist z. B. in Halbmond-Tabletten®, Dormutil® und Vivinox® enthalten. Trotz der schlafverbessernden Eigenschaften sollten diese Mittel nicht im höheren Alter eingenommen werden, da die Antihistaminika auch über eine ausgeprägte anticholinerge Wirkungen verfügen. Die anticholinerge Wirkung, daher die Hemmung der Wirkung des Botenstoffes Acetylcholin, begünstigt das Auftreten von Verwirrtheit, Harnverhalt, Mundtrockenheit und Verstopfung im Alter.

## Rezeptpflichtige Medikamente

### Antidepressiva

Im Falle der Gruppe der Antidepressiva wird bereits im Namen deutlich, dass es sich um Medikamente handelt, die in erster Linie zur Behandlung seelischer Erkrankungen verwendet werden. Schlafstörungen sind eine häufige Begleiterscheinung bzw. auch ein Merkmal depressiver Erkrankungen, sodass die Behandlung der Depression in diesen Fällen auch eine Behandlung der Schlafstörung bedeutet. Aber auch bei Schlafstörungen, die nicht mit einer Depression einhergehen, können diese Medikamente zum Teil mit gutem Erfolg eingesetzt werden. Allerdings können diese Medikamente Herzrhytmusstörungen hervorrufen, sodass bei Einnahme eines Antidepressivums regelmäßig EKG-Kontrollen durchgeführt werden sollten! Weiterhin begünstigen alle sedierenden Antidepressiva eine Gewichtszunahme. Dies gilt allerdings auch für Antihistaminika und Neuroleptika. Bei der Verordnung zur Stabilisation des Schlafes ist zu beachten, dass das optimale Zeitfenster für die Einnahme eines sedierenden Antidepressivums als »Schlafmittel« in der Regel in einem Zeitfenster von 19.00 bis 21.00 Uhr liegt. Denn diese Medikamente machen nicht sofort nach der Einnahme müde, dies kann durchaus bis zu zwei Stunden dauern. Außerdem begünstigt eine zu späte Einnahme einen Überhang mit Müdigkeit am Morgen. Deshalb empfehlen wir diese Medikamente zunächst um ca. 20.00 Uhr einzunehmen und selbst zu spüren, wann die müde machende Wirkung einsetzt. So kann man in der Folge die Einnahme des Medikamentes genau so legen, dass die müde machende Wirkung mit der gewünschten Einschlafzeit zusammenfällt. Im Folgenden werden einige sedierende Antidepressiva aufgeführt.

### Amitryptylin (Saroten®)

Das sedierende Antidepressivum Amitryptylin (Saroten®) sollte bis auf Ausnahmen (siehe Kapitel 9.5) grundsätzlich nicht im Alter verordnet werden, da dieses Antidepressivum die stärksten anticholinergen Nebenwirkungen hat, die insbesondere im Alter das Auftreten von Verwirrtheit, Harnverhalt, Mundtrockenheit und Verstopfung fördern.

### Mirtazapin (Remergil®)

Mirtazapin (Remergil®) ist ein sedierendes Antidepressivum, welches den Schlaf ohne die Entwicklung von Abhängigkeitspotenzial verbessern kann. Allerdings ist die Wirksamkeit zur Behandlung von Schlafstörungen im Alter nicht geprüft und das Medikament begünstigt eine Gewichtszunahme.

### Trazodon (Thombran®)

Trazodon (Thombran®) ist ein sedierendes Antidepressivum, welches den Schlaf ohne die Entwicklung von Abhängigkeitspotenzial verbessern kann. Allerdings ist die Wirksamkeit zur Behandlung von Schlafstörungen im Alter nicht geprüft und das Medikament begünstigt eine Gewichtszunahme sowie häufiger auch Gleichgewichtsstörungen.

### Trimipramin (Stangyl®)

Trimipramin (Stangyl®) ist ein sedierendes Antidepressivum, welches den Schlaf ohne die Entwicklung eines Abhängigkeitspotenzials verbessern kann. Die positive Wirkung auf den Schlaf ist auch in einer wissenschaftlichen Untersuchung bei schlafgestörten Menschen belegt. Allerdings liegen keine Daten zur Wirksamkeit beim Einsatz von Schlafstörungen im höheren Lebensalter vor. Die mäßige anticholinerge Wirkung, daher die Hemmung der Wirkung des Botenstoffes Acetylcholin, begünstigt aber auch bei Trimipramin das Auftreten von Verwirrtheit, Harnverhalt und Verstopfung.

### Benzodiazepine

Rund die Hälfte aller Benzodiazepin-Verordnungen entfällt auf die Altergruppe der 60- bis 80-Jährigen. Sie werden sich vielleicht fragen, was es mit dem Begriff »Benzodiazepin« auf sich hat. Benzodiazepin ist die übergeordnete Bezeichnung für eine Gruppe von dämpfend auf Nervenzellen wirkender Substanzen, die chemisch in ihrer Struktur ähnlich sind. Davon unterscheiden sich die sog. Nicht-Benzodiazepine, die zwar ähnlich dämpfend wirken, aber eine andere chemische Struktur haben. Beide Substanzgruppen erzeugen nach längerer Einnahme eine Abhängigkeit, da beide an den gleichen Stellen im Gehirn ihre dämpfende Wirkung auf die Nervenzellen entfalten. Daher sollten diese Substanzen nicht länger als einen Monat am Stück eingenommen werden. Die verschiedenen Benzodiazepine wirken zum Teil stärker oder schwächer, länger oder kürzer. Die einen sind besser gegen Ängste, die anderen besser als Schlafmittel. Die am besten zur Therapie von Schlafstörungen geeigneten Benzodiazepine/Nicht-Benzodiazepine sind in Tabelle 3 im Anhang kursiv geschrieben. Ganz wichtig dabei ist, dass die Verweildauer der Benzodiazepine im Körper ganz unterschiedlich ist. Die Verweildauer wird als Halbwertszeit (t1/2) bezeichnet und umfasst die Zeit, nach der die Hälfte eines Medikamentes im Körper abgebaut oder ausgeschieden worden ist. Der Abbau dieser Medikamente ist nun aber im Alter verzögert, daher können Benzodiazepine mit langer Verweildauer im Körper (t1/2) das Sturzrisiko und die Verschlechterung der Denkprozesse bis hin zur Entwicklung von Verwirrtheitszuständen am Tage begünstigen (siehe Tabelle 3 im Anhang). Deshalb sollten im Alter bevorzugt gegen Schlafstörungen z. B. Zolpidem (Stilnox®) und Zoplicon (Ximovan®) sowie gegen REM-Schlaf-Verhaltensstörungen Clonazepam (Rivotril®) eingesetzt werden. Abschließend sei noch erwähnt, das Chloralhydrat (Chloraldurat®) vor der Ära der Benzodiazepine als Schlafmittel eingesetzt wurde. Heutzutage sollte dieses Mittel im Alter nicht mehr verwendet werden, da es rasch eine Abhängigkeit erzeugt, Leber und Nieren schädigen und zudem Herzrhythmusstörungen hervorrufen kann.

### Clonazepam (Rivotril®)

Es liegen keine Langzeitdaten zum Einsatz von Clonazepam (Rivotril) bei Schlafstörungen im Alter vor. Allerdings ist die Wirksamkeit von Clonazepam für die Behandlung der REM Schlaf-Verhaltensstörung gut belegt (siehe Kapitel 9.8). Wie alle Benzodiazepinmedikamente erhöht auch Clonzepam das Sturzrisiko.

### Zolpidem (Stilnox®)

Zolpidem ist ebenfalls ein Nicht-Benzodiazepin und das Mittel mit der am besten belegten Langzeitwirksamkeit für Schlafstörungen im höheren Lebensalter. So wurde eine 6-monatige Behandlung mit Zolpidem von Älteren gut vertragen, ohne dass eine Abhängigkeit auftrat. Im Gegensatz zu Zopiclon (Ximovan®) und Lormetazepam (Noctamid®) unterscheidet sich Zolpidem auch 9–11 Stunden nach der Einnahme nicht von Placebo im Einfluss auf die Fahrtauglichkeit in Fahrsimulatoruntersuchungen. Somit erscheint Zolpidem gut zur Therapie von Schlafstörungen im Alter geeignet. Häufige Nebenwirkung ist Benommenheit. Grundsätzlich erhöhen Schlafmittel abgesehen vom Abhängigkeitspotenzial aber auch das Risiko von Stürzen im Alter und sollten nicht längerfristig verordnet werden.

### Zopiclon (Ximovan®)

Zopiclon (Ximovan®) gehört zu den Nicht-Benzodiazepinen und enthält (R- und S-Zopiclon). Für die Schwestersubstanz Eszopiclon (Lunesta®, enthält nur S-Zopiclon) ist eine Wirksamkeit für Schlafstörungen im Alter für 1–2 mg Dosierungen in 2 Wochen dauernden Untersuchungen belegt. Häufige Nebenwirkungen waren Kopfschmerz und bitterer Geschmack im Mund. Eszopiclon ist in Deutschland nicht erhältlich, somit kann Zopiclon (das ja auch S-Zopiclon enthält) zur Kurzzeittherapie bei Schlafstörungen im Alter empfohlen werden. Daten zur Wirksamkeit in der Langzeitanwendung bei Älteren stehen noch aus. Grundsätzlich erhöhen Schlafmittel abgesehen vom Abhängigkeitspotenzial aber auch das Risiko von Stürzen im Alter und sollten nicht längerfristig verordnet werden.

### Melatonin

Das Melatonin ist ein körpereigenes Hormon, welches in der Zirbeldrüse gebildet wird. Melatonin seinerseits informiert die Nervenzellenverbände unseres Gehirns über den Tag-/Nachtrhythmus. Deshalb wurde es in diesem Ratgeber bereits öfters erwähnt. Mit Einsetzen der Dunkelheit wird Melatonin freigesetzt und gelangt über das Blut zu den Nervenzellen. Bei Tagesanbruch, aber auch durch starke Beleuchtung in den Abendstunden (z. B. bei der abendlichen Lichttherapie im Alter) wird die Ausschüttung gehemmt. Aus Untersuchungen wissen wir, dass etwa die Hälfte der Älteren mit Schlafstörungen nachts weniger Melatonin ausschütten. Deshalb kann zum einen versucht werden, mit synthetisch hergestelltem Melatonin die Melatoninspiegel zu verbessern. Andererseits wissen wir aber auch, dass man durch eine ausreichende Bewegung im Freien (vormittags und nachmittags 2 Stunden) ebenfalls die Melatonin Spiegel erhöhen kann.

Sollten Sie sich dennoch statt der Bewegung im Freien für die Tablette entscheiden, dann beachten Sie bitte, dass Melatonin in Deutschland nur als retardiertes Melatonin (Circadin®) ab dem 55. Lebensjahr zugelassen ist (Tagestherapiekosten für 2 mg ca. 1,25 €). Ansonsten kann ein nicht retardiertes Melatonin über Privatrezept über die internationale Apotheke bezogen werden (Tagestherapiekosten für 3 mg ca. 40 Cent), alternativ ist es den USA im Supermarkt sehr günstig erhältlich.

Um durch die Einnahme von Melatonin den Tag-/Nachtrhythmus sinnvoll zu unterstützen, sollte man aber Folgendes bedenken: Melatonin wird normalerweise etwa zwischen 20.00 Uhr abends und 6.00 Uhr morgens von der Zirbeldrüse freigesetzt. Um nun den Tag-/Nachtrhythmus zu stabilisieren, ist es deshalb notwendig, das zusätzliche Melatonin immer zu einem festen Zeitpunkt regelmäßig einzunehmen. Damit das Melatonin gut wirken kann, empfehlen wir in den dunklen Wintermonaten eine Einnahme um 20.00 Uhr und im Hochsommer um 21.00 Uhr oder anders gesagt, sollten Sie Melatonin 2 Stunden vor dem Schlafen einnehmen. Wenn Sie das Melatonin deutlich später einnehmen, wird es keine Wirkung zeigen, nehmen Sie es hingegen zu früh, dann werden sie auch zu früh müde werden. Daher wirkt das eingenommene Melatonin nur stabilisierend bzw. verstärkend auf den Schlaf, wenn die Einnahme mit dem Beginn der köpereigenen Melatoninfreisetzung zusammenfällt. Eine Behandlung mit Melatonin wirkt sich in der Langzeittherapie zusammen mit Lichttherapie bei älteren unter einer Demenz leidenden Menschen positiv auf den Schlaf-/Wachrhythmus aus (vgl. hierzu Kapitel 9.1).

### Neuroleptika

Neuroleptika sind Medikamente, die zur Behandlung von Psychosen, einer bestimmten Gruppe seelischer Erkrankungen, eingesetzt werden. Psychosen können sich darin äußern, dass der Betroffene seine Gedanken nicht mehr sortieren kann und/oder seine Wahrnehmungen und Überzeugungen nicht mehr der Realität entsprechen. Neuroleptika wirken zum einen strukturierend auf das Denken und verringern die unrealistischen Wahrnehmungen und können teilweise auch den Schlaf verbessern. Wie gut diese Medikamente auf Schlafstörungen bei älteren Menschen ohne Psychose wirken, ist jedoch noch nicht hinlänglich untersucht. Wir wissen aber, dass bei Menschen mit Parkinson Erkrankung das Neuroleptikum Quetiapin (Seroquel®) teilweise zu einer Verbesserung des Schlafes beitragen kann, wenn diese unter nächtlicher Unruhe mit Trugbildern leiden (siehe Punkt 9.4). Ansonsten wird häufig für Schlafstörungen im Alter das Neuroleptikum Melperon (Eunerpan®) verordnet. Es liegen aber keine Daten vor, die eine positive Wirkung auf den Schlaf im Alter in der Langzeitanwendung belegen. Abschließend sei noch daraufhingewiesen, dass bei nächtlicher Unruhe bei Menschen mit Demenzen häufig mit Erfolg 1 mg des Neuroleptikums Risperidon (Risperdal®) gegeben wird. Bezüglich der Nebenwirkung ist noch zu erwähnen, dass Neuroleptika neben Gewichtszunahme, Mundtrockenheit, Zittern und Muskelsteifigkeit auch Herzrhythmusstörungen verursachen können, sodass auch hier EKG Kontrollen erforderlich sind.

### Wie kann man nun abschließend die Frage, welches Medikament zur Verbesserung des Schlafes geeignet ist, beantworten?

Zum einen muss man sich vor Augen halten, dass alle hier vorgestellten Medikamente evtl. zu einer »Symptomverbesserung«, also einer relativ kurzfristigen Verbesserung der Schlafstörung, führen, jedoch keine langfristige »Heilung« der Schlafstörung herbeiführen können. Insofern eignen sich Medikamente sicherlich zum einen zur Unterstützung bei akuten Schlafstörungen im Rahmen einer Krise, zum anderen zur Behandlung einer (körperlichen oder seelischen) Grunderkrankung, in deren Rahmen u. a. Schlafstörungen auftreten, jedoch im Allgemeinen eignen sie sich nicht als erste Wahl zur Behandlung einer chronischen, also langanhaltenden, Schlafstörung. Wir haben Ihnen im Rahmen dieses

Ratgebers (hauptsächlich in Kapitel 10, jedoch auch bei den anderen Erkrankungsbildern) verschiedene nicht-medikamentöse Alternativen vorgestellt, wie Sie Ihren Schlaf verbessern können. Zu diesen gehören z. B. bestimmte Regeln zur Verbesserung des Schlafes, aber auch Tipps zur Ernährung, zur Bewegung usw. Der aktuelle Stand der Forschung zeigt, dass diese nicht-medikamentösen Methoden sehr wirksam in der langfristigen Behandlung von Schlafstörungen im Alter sind und dass eine zusätzliche Behandlung mit Medikamenten keinen zusätzlichen Nutzen erbringt. Es gibt im Gegenteil sogar Untersuchungen, die zeigen, dass die nicht-medikamentöse Behandlung der medikamentösen bei langfristigen Schlafstörungen gleichwertig ist, also solchen ohne den Hintergrund einer körperlichen oder seelischen Erkrankung. Da Medikamente in vielen Fällen und insbesondere im Alter verschiedene Schwierigkeiten bergen und Nebenwirkungen verursachen, sollte also zunächst eine Behandlung ohne Medikamente angestrebt werden. Wir empfehlen Ihnen, über eine kombinierte Behandlung mit Medikamenten erst dann nachzudenken, wenn die nicht-medikamentöse Behandlung keine oder nicht genügend Wirkung erzielt hat. Existieren jedoch vorbestehende Erkrankungen, die sich auf den Schlaf auswirken, so ist die Situation etwas anders und ggf. eine medikamentöse Behandlung der Grunderkrankung zur Verbesserung auch der Schlafstörung sinnvoll. Daher möchten wir Ihnen in jedem Fall raten, vorab eine gründliche diagnostische Abklärung bei Ihrem Arzt anzustreben, und auf dieser Basis, die für Sie persönlich geeignete Behandlungsmöglichkeit zu finden.

# 13 Zusammenfassung

Wir haben gesehen, dass Veränderungen des Schlafes im Laufe des Lebens etwas ganz natürliches sind, aber auch stark von unseren sich mit dem Alter ändernden Lebensgewohnheiten abhängen. So ist die Verteilung der Schlafstadien, die wir in Kapitel 1.1 kennengelernt haben, im Alter ein wenig anders. Die Betroffenen schlafen leichter und bemerken häufiger Aufwachvorgänge. Zudem geht die innere Uhr älterer Menschen häufig etwas vor, was dazu führt, dass die Betreffenden zu zeitig zu Bett gehen und dementsprechend zu früh erwachen. Solche Veränderungen müssen jedoch keineswegs mit Beschwerden einhergehen. Ist der Schlaf seit längerer Zeit nicht erholsam, haben Sie große Schwierigkeiten mit dem Einschlafen oder wachen nachts sehr häufig auf, sodass Sie sich am Tage müde fühlen und häufig Nickerchen machen müssen, dann ist das also keine »normale« Folge des Älterwerdens. Dann helfen Ihnen vielleicht die in den Kapiteln 10 und 11 dargestellten Techniken und Ratschläge zur Förderung des gesunden Schlafes. Bei sehr ausgeprägten Schlafstörungen sollten Sie das Schlaftagebuch im Anhang für eine Woche ausfüllen und anschließend mit Ihrem Hausarzt über die Schlafprobleme sprechen. So kann sich Ihr Hausarzt einen objektiven Eindruck über Ihre Schlafstörung machen und ernsthafte körperliche Erkrankungen durch eine eingehende Untersuchung ausschließen. Im Anschluss können Sie das gemeinsame weitere Vorgehen, z. B. die Überweisung zum Facharzt für Psychiatrie und Psychotherapie oder einem psychologischen Psychotherapeuten diskutieren. Bleiben alle Versuche Ihrerseits mithilfe unseres Ratgebers und einer medikamentösen Unterstützung Ihren Schlaf zu verbessern erfolglos, dann sollte eine Untersuchung in einem Schlaflabor weitere Aufschlüsse geben.

# Anhang

**Tabelle 3:** Übersichtstabelle über die Halbwertszeiten von Benzodiazepinen und Nicht-Benzodiazepinen

| Chemische Bezeichnung | Präparate-namen® | t ½ (h) Metabolit* | Verlängerung t ½ (h) im Alter (%)** | Äquivalenz zu 10 mg Diazepam** |
|---|---|---|---|---|
| Alprazolam | Tafil® | 10–15 | 40% | 1,5 mg |
| Bromazepam | Lexotanil® | 12–28 | 75% | 6 mg |
| Brotizolam | Lendormin® | 4–7 | 95% | 0,5 mg |
| Chlordiazepoxid | Librium® | 10–90* | 80–350% | 20 mg |
| Clobazepam | Frisium® | 10–120* | 60–180% | 20 mg |
| ***Clonazepam*** | ***Rivotril®*** | ***24–40*** | **–** | ***2 mg*** |
| Clorazepat | Tranxillium® | 1–82* | 90–195% | 20 mg |
| Clotiazepam | Trecalmo® | 3–15 | 20% | 5 mg |
| Diazepam | Valium® | 30–80* | 125–200% | 10 mg |
| Flunitrazepam | Rohypnol® | 18 | 50% | 1 mg |
| Flurazepam | Dalmadorm® | 2–100* | 35–115% | 30 mg |
| Loprazolam | Sonin® | 9* | 120% | 1,5 mg |
| Lorazepam | Tavor® | 10–14 | – | 2 mg |
| ***Lormetazepam*** | ***Noctamid®*** | ***10–14*** | **–** | ***1 mg*** |
| Midazolam | Dormicum® | 1–3 | 20–25% | 7,5 mg |
| Nitrazepam | Mogadan® | 18–30 | 40% | 5 mg |
| Nordazepam | Tranxillium®N | 50–98 | 90–195% | 20 mg |
| Oxazepam | Adumbran® | 5–15 | – | 40 mg |
| Prazepam | Demetrin® | 50–90* | 90–195% | 20 mg |
| ***Temazepam*** | ***Remestan®*** | ***5–13*** | **–** | ***20 mg*** |
| Triazolam | Halcion® | 2–4* | – | 0,5 mg |
| ***Zolpidem*** | ***Stilnox®*** | ***0,7–3,5*** | ***15%*** | ***10 mg*** |
| ***Zopiclon*** | ***Ximovan®*** | ***5–8**** | ***60–80%*** | ***7,5 mg*** |

Kursiv gedruckt sind einige aufgrund ihrer Halbwertszeit bzw. fehlenden Verlängerung der Halbwertszeit im Alter zur Therapie von Schlafstörungen geeignete Benzodiazepine bzw. Nicht-Benzodiazepine. Clonazepam ist trotz langer Halbwertszeit aufgeführt, da es als Mittel erster Wahl zur Therapie der REM-Schlaf-Verhaltensstörung anzusehen ist. Abkürzungen: t½ (h):Halbwertszeit; *:aktive Metaboliten; **: Erfahrungswerte bzw. Schätzungen ohne Gewähr (aus Staedt & Riemann Diagnostik und Therapie von Schlafstörungen, 2007).

**Tabelle 4: Geriatrische Depressions-Skala (GDS)** (Sheikh, R. L. R. L. & Yesavage, J. A. (1986). Geriatric Depression Scale (GDS). Clinical Gerontologist, 5, 165–173.)

| | ja | Nein |
|---|---|---|
| 1. Sind Sie grundsätzlich mit Ihrem Leben zufrieden? | 0 | 1 |
| 2. Haben Sie viele Ihrer Aktivitäten und Interessen aufgegeben? | 1 | 0 |
| 3. Haben Sie das Gefühl, Ihr Leben sei unausgefüllt? | 1 | 0 |
| 4. Ist Ihnen oft langweilig? | 1 | 0 |
| 5. Sind Sie die meiste Zeit guter Laune? | 0 | 1 |
| 6. Haben Sie Angst, dass Ihnen etwas Schlimmes zustoßen wird? | 1 | 0 |
| 7. Fühlen Sie sich die meiste Zeit glücklich? | 0 | 1 |
| 8. Fühlen Sie sich oft hilflos? | 1 | 0 |
| 9. Bleiben Sie lieber zu Hause, anstatt auszugehen und Neues zu unternehmen? | 1 | 0 |
| 10. Glauben Sie, mehr Probleme mit dem Gedächtnis zu haben, als die meisten anderen? | 1 | 0 |
| 11. Finden Sie, es sei schön, jetzt zu leben? | 0 | 1 |
| 12. Kommen Sie sich in Ihrem jetzigen Zustand ziemlich wertlos vor? | 1 | 0 |
| 13. Fühlen Sie sich voller Energie? | 0 | 1 |
| 14. Finden Sie, dass Ihre Situation hoffnungslos ist? | 1 | 0 |
| 15. Glauben Sie, dass es den meisten Leuten besser geht, als Ihnen? | 1 | 0 |
| Summe: | | |

Selbstbeurteilungsfragebogen zur Altersdepression. Bitte beantworten Sie alle Fragen, falls Sie in der Summe mehr als 6 Punkte erreichen, dann spricht das für das Vorliegen einer Depression.

**Tabelle 5:** Schlaftagebuch der DGSM (www.dgsm.de)

**Schlafprotokoll von Herrn/Frau:** . . . . . . . . . . . . . . . . . . . **Woche vom** . . . . . . . . . **bis** . . . . . . . . .

| ABENDPROTOKOLL (vor dem Lichtlöschen) | Beispiel | MO | DI | MI | DO | FR | SA | SO |
|---|---|---|---|---|---|---|---|---|
| 1. Wie ist Ihre Stimmung jetzt? (1: sehr gut . . . 6: sehr schlecht) | **3** | | | | | | | |
| 2. Wie leicht/schwer fiel es Ihnen heute, Leistungen (Beruf, Freizeit, Haushalt) zu erbringen? (1: sehr leicht . . . 6: sehr schwer) | **3** | | | | | | | |
| 3. Haben Sie heute tagsüber geschlafen? Falls ja, geben Sie an, wann und wie lange insgesamt | **14:00**<br>**30 min** | | | | | | | |
| 4. Haben Sie in den letzten 4 Stunden Alkohol zu sich genommen? Falls ja, was und wie viel?: | **3 Glas Wein** | | | | | | | |
| 5. Wie frisch/Müde fühlen Sie sich jetzt? (1: sehr frisch . . . 6: sehr müde) | **3** | | | | | | | |
| 6. Wann sind Sie zu Bett gegangen? | **22:30** | | | | | | | |

| MORGENPROTOKOLL (nach dem Aufstehen) | Beispiel | MO | DI | MI | DO | FR | SA | SO |
|---|---|---|---|---|---|---|---|---|
| 7. Wie frisch/müde fühlen Sie sich jetzt?: (1: sehr frisch...6: sehr müde) | **3** | | | | | | | |
| 8. Wie ist Ihre Stimmung jetzt? (1: sehr gut...6: sehr schlecht) | **3** | | | | | | | |
| 9. Wann haben Sie gestern das Licht ausgemacht? | **23:00** | | | | | | | |
| 10. Wie lange hat es nach dem Lichtlöschen gedauert, bis Sie einschliefen (min) | **40** | | | | | | | |
| 11. Waren Sie nachts wach? Wie oft? | **2x** | | | | | | | |
| Wie lange insgesamt? (min) | **30** | | | | | | | |
| 12. Wann sind Sie endgültig aufgewacht? | **6:30** | | | | | | | |
| 13. Wie lange haben Sie insgesamt geschlafen? (Angabe in Stunden:Minuten) | **6:40** | | | | | | | |
| 14. Wann Sind Sie endgültig aufgestanden? | **7:00** | | | | | | | |
| 15. Haben Sie seit gestern Abend Medikamente zum Schlafen genommen? (Präparat, Dosis, Uhrzeit) | **½ Tablette 22:30** | | | | | | | |

Originalprotokoll von der Seite der DGSM (mit freundlicher Genehmigung der DGSM; www.dgsm.de)

Als aktuelle Fachliteratur empfehlen wir unser Buch aus dem Kohlhammer Verlag, indem ausführlich Schlafstörungen abgehandelt werden. Staedt J & Riemann D: Diagnostik und Therapie von Schlafstörungen, 2007.

Auf der Webseite (www.dgsm.de) der Deutschen Gesellschaft für Schlafforschung und Schlafmedizin (DGSM) finden Sie alle wichtigen Informationen über die Gesellschaft und weiterführende Informationen.

Falls Sie nicht über einen Internetzugang verfügen, finden Sie hier eine Liste der Selbsthilfegruppen.

1. VdK-Fachverband Schlafapnoe/Chronische Schlafstörungen
   Wurzerstraße 4a
   53175 Bonn
   Tel. (0228) 8 20 93–0 / Fax (022) 8 20 93–46
   E-Mail: info-schlafapnoe@vdk.de

2. Bundesverband Schlafapnoe Deutschland (BSD) e.V.
   Vorsitzender Hajo Schneider
   Turnierstr. 5
   55218 Ingelheim
   Tel. (06132) 4 13 93 (p) / Tel. (06131) 28 47 14 (d)
   Fax (06132) 79 97 34
   E-Mail: info@bsd-web.de
   Internet: http://www.bsd-web.de

3. Schlafapnoe e.V.
   Am Burgholz 6
   42349 Wuppertal
   Tel. (0202) 40 89 17
   Hotline jeden Donnerstag von 20.00–21.00 Uhr:
   Tel. (0202) 4 08 76 42 / Fax (0202) 4 08 76 46
   E-Mail: info@schlafapnoe-online.de
   Internet: http://www.schlafapnoe-online.de
   http://www.schlafstoerungen-online.de

4. Selbsthilfe Schlafapnoe
Chronische Schlafstörungen e. V.
im Kreis Steinfurt
Manfred Philipp 1. Vorsitzender
Steinbeckstr. 14
48429 Rheine
Tel. (05971) 7 23 64 / Fax (05971) 99 15 37
E-Mail: manfred.philipp@freenet.de

5. RLS e. V.
Deutsche Restless Legs Vereinigung
Schillerstr. 3a
80336 München

6. Selbsthilfe Unruhige Beine e. V.
(Restless-Legs)
Annegret Budke 1. Vorsitzende
Mühlenesch 23
49525 Lengerich
Tel. (05481) 8 47 57 13 / Fax (05481) 8 47 47 14
E-Mail: SUB.e.V@gmx.de

7. Deutsche Narkolepsie-Gesellschaft e. V.
Bundesverband (DNG)
Wilhelmshöher Allee 286
34131 Kassel
Tel. (0561) 40 09 07 04 / Fax (0561) 40 09 07 06
E-Mail: DNG-Geschaeftsstelle@t-online.de

8. Deutsche Narkolepsie-Gesellschaft e. V.
Landesverband Baden-Württemberg
– Geschäftsstelle –
Augenriedstrasse 19
72800 Eningen
Tel. (07121) 88 05 65 / Fax (07121) 88 04 62
E-Mail: dngbw-geschaeftsstelle@t-online.de
Internet: http://www.dng-baden-wuerttemberg.de